JN093962

I want to improve my skills

ナースのためのスキルアップノート

看護の現場ですぐに役立つ

バイタルサインのキホン

患者さんの状態を読み取りケアに生かす！

横山 美樹／西村 礼子／太田 雄馬 著

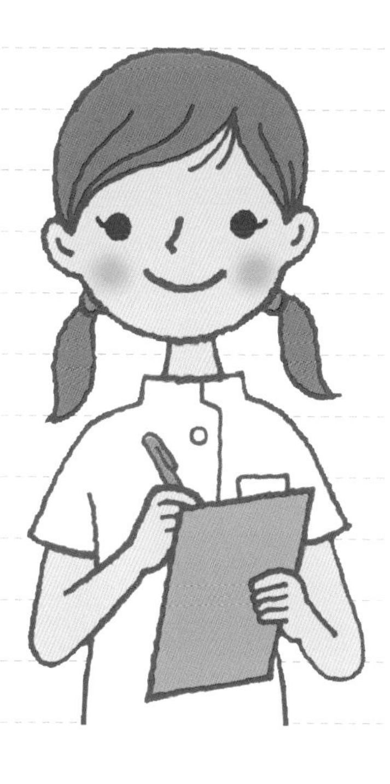

秀和システム

はじめに

現在、看護職の働く場は、病院だけではなく在宅も含めて非常に広がっています。また、そのようなさまざまな現場では、医師などの医療職のみではなく、介護福祉士やヘルパーなどの福祉系を含めた多職種と協働することが欠かせません。

そのような中で、看護職の専門性として求められることが、患者さんの「身体の状態を正しく判断すること」、すなわち「フィジカルアセスメントの力」だと思います。その中でもバイタルサインは、どのような対象であっても身体状態の最も基本的なものであり、いつでもどこでも、どのような状況にあっても正しい観察・測定・評価ができることが求められます。

多くの家庭で体温計があり、また血圧も自宅で測る方が増えていること、そしてインターネット、スマートフォンの普及により、誰もが多くの医療情報を得られる中で、看護職として求められることは、正確な測定ができることはもちろん、その値が何を意味しているのか、何のためにその情報を得ているのかを理解し、時には患者さんや家族に対して説明やアドバイスできることです。

看護学生の皆さんは、看護基礎教育の最初の「基礎看護」で、バイタルサインについては勉強し、血圧測定などの練習はしてきているはずですし、実習などでも経験はしているはずです。また、すでに医療現場で働かれている看護職の方は、日々現場で毎日ようにバイタルサインの測定、観察を行っていると思います。本書は、あらためて「なぜ、何のためにこのバイタルサインをみるのか」「その結果が対象にとってどのような状態を意味しているのか」などのバイタルサインの基本を学び直したい看護職の方や、新人の看護職の方にとって、そのガイドとなれるように考えてつくりました。

そのために全編にわたって「わかりやすく」「簡潔に」を心掛け、このバイタルサインをなぜ観察する必要があるのか、その結果が何を意味し、看護職としてどうすればよいのかということがすぐにわかるようにまとめました。本書によって、看護職にとって必須のバイタルサインに関する知識、技術が身につくことを、筆者一同願っています。

2020年2月　　　　（著者を代表して）横山　美樹

看護の現場ですぐに役立つ
バイタルサインのキホン

contents

chapter
3 体温とは

chapter
4 脈拍（心拍）

chapter
5 血圧

chapter 6 呼吸とは

chapter 7 尿量

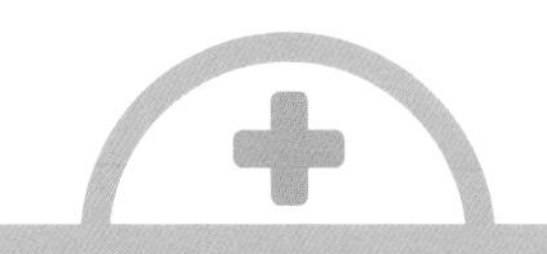

本書の特長

役立つポイント1 基本的な内容から応用へ

初学者である学生にもわかりやすいように、基本的な事柄からはじめ、臨床現場でも活用できる応用的な内容へとつながるように記載しています。

役立つポイント2 根拠となる身体の仕組みと働きをわかりやすく

バイタルサインの目的、評価を理解するためには、身体の仕組みと働き（解剖生理学）の理解が欠かせません。バイタルサイン測定の「根拠」ともなるべき部分ですので、まずはその内容をわかりやすく、かつ簡潔に解説することを心掛けています。

役立つポイント3 図や表を多くして見やすく

文章だけではなく、できるだけ図や表、写真等を使用し、見やすさ、わかりやすさを意識しました。特に各バイタルサインの測定方法や観察方法については、学生のみなさんもイメージがつきやすく、正しい技術で測定・観察してほしいということから、図を多く入れました。

役立つポイント4 ベテランナースのアドバイス

バイタルサインは、看護において様々な場面で用いられる技術です。そこでちょっとしたアドバイス的な内容を「ベテランナースのアドバイス」として入れ、より理解が深まるようにしています。またコラムでは、病態や身体の仕組みなどをより詳しく説明し、さらに理解が深まるようにしました。バイタルサインについて、より興味をもって学んでいただければと思います。

以上、新人看護師の方、さらにはベテラン看護師の方まで本書を参考にして、日々の臨床で活用していただければ幸いです。

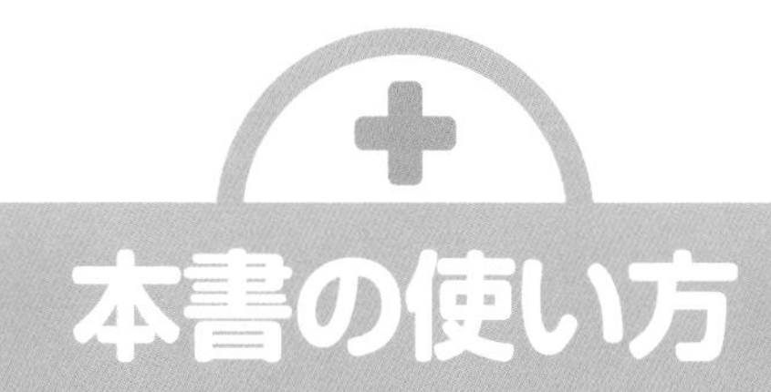

本書の使い方

本書は第１章から第７章までで構成されています。

chapter 1では、バイタルサインの総論として、その意味、看護専門職としてのバイタルサインの観察の意義、目的や、測定に使われる器具、危険なバイタルサインについて解説しています。各章に入る前にまずはバイタルサイン全体の意味、ポイントを理解しましょう。

chapter2では、意識を観察する目的・方法・評価について学びます。意識のメカニズムを十分に理解し、意識障害が起こった際には、生命を左右する意識レベルの維持、時間経過に伴う変化と随伴症状から原因を予測し、適切なアセスメントにつなげましょう。

chapter3では、体温測定の意義、目的・方法・評価について学びます。最も身近なバイタルサインですが、正しく測定するための基本と評価を理解し、適切なアセスメント、異常時の看護ケアにつなげましょう。

chapter4では、脈拍（心拍）を観察する目的・方法・評価・対応について学びます。脈拍（心拍）のメカニズムを理解し、脈拍異常時でも適切な評価と対応が理解できるようにしましょう。

chapter5では、血圧を観察する目的・方法・評価・対応について学びます。血圧変動の対応は一刻を争います。血圧のメカニズムを理解し、緊急時の適切な血圧のアセスメントにつなげましょう。

chapter6では、呼吸を観察する目的・方法・評価・対応について学びます。呼吸のメカニズムを理解し、呼吸の観察の目的、評価の考え方を理解し、適切なアセスメント、看護ケアにつなげましょう。

chapter7では、尿量を観察する目的・方法・評価について学びます。腎臓は血液濃度やｐＨ、血液量や血圧、血液浸透圧の維持により循環動態に対して重要な役割を担っています。他のバイタルサインと合わせて全身状態を把握し、生命徴候のアセスメントにつなげましょう。

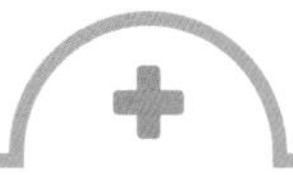

この本の登場人物

本書の内容をより深く理解していただくために
医師、ベテランナース、先輩ナースからのアドバイスや、ポイントを説明しています。
また、新人ナースや患者の皆さんも登場します。

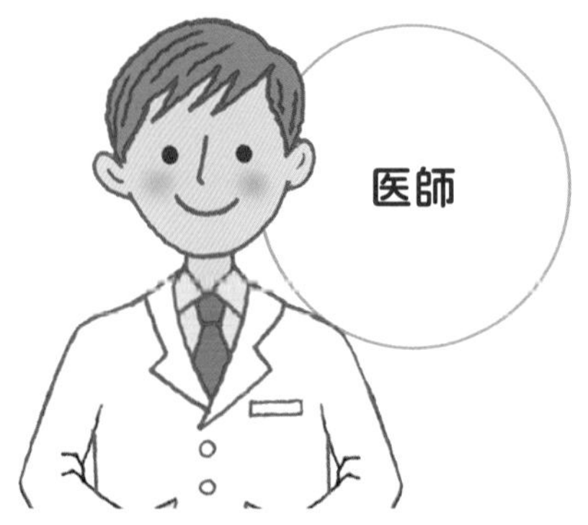

病院の勤務歴8年。的確な判断と処置には定評があります。

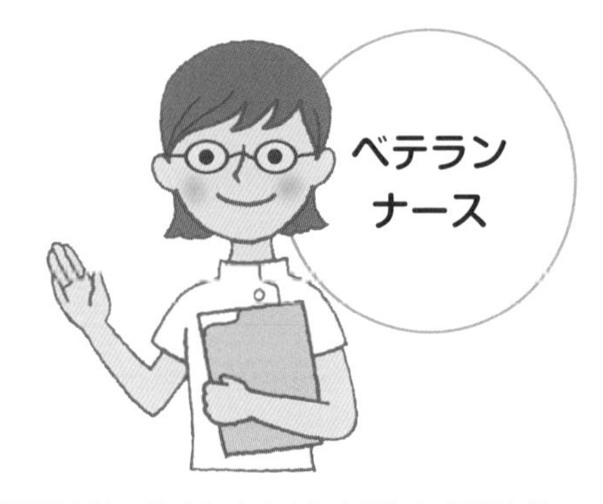

看護師歴10年。やさしさの中にも厳しい指導を信念としています。

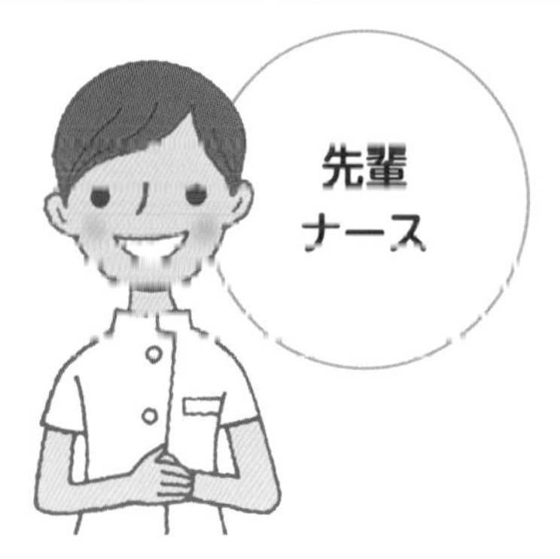

看護師歴5年。身近な先輩であり、新人ナースの指導役でもあります。

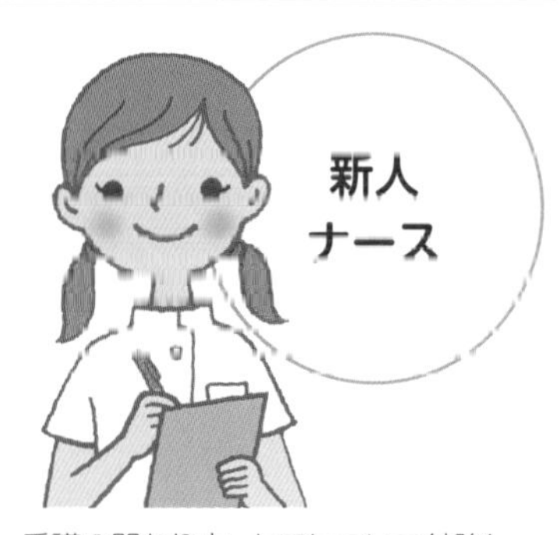

看護師歴1年。看護の関わり方、ケアについて勉強しています。医師や先輩たちのアドバイスを受けて早く一人前のナースになることを目指しています。

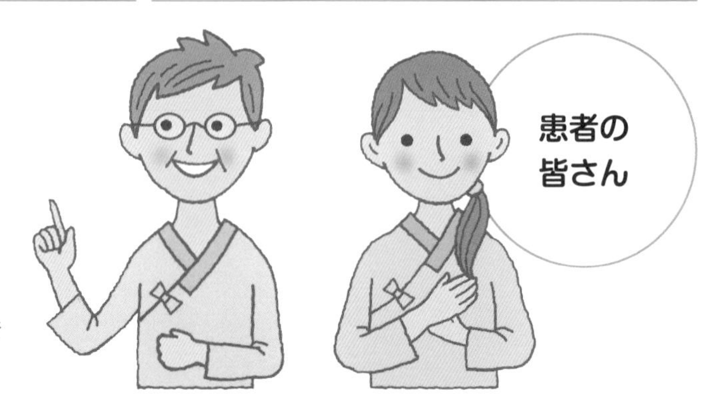

患者さんからも、ナースへの気持ちなどを語っていただきます。

バイタルサインとは

バイタルサインは、対象の身体状態を表す最も基本的なサインです。
それぞれの項目の詳細は各chapterで説明しますが、
本chapterでは、正確なバイタルサインの観察を
行うための基本について説明します。

バイタルサインとは

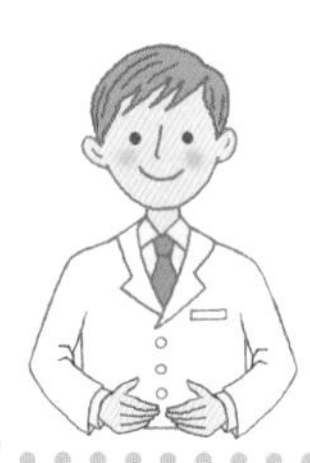

バイタルサインの観察、測定、評価は、看護師にとって基本中の基本の知識、技術ですが、それぞれの項目で「何を観察しているのか？　何を評価しているのか？」について、日々の忙しさの中では忘れがちになり、単に数、値だけの評価になっていないでしょうか？　再度基本に立ち戻り、対象のフィジカルアセスメントにつなげましょう。

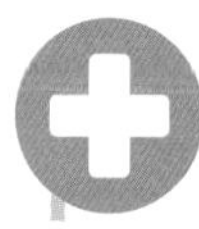

バイタルサインとは

バイタルサインは、英語でVital Signsと表記され、**生命徴候**と訳されます。では、人間の生きている徴候(しるし)とは何でしょうか？

生きている人は呼吸をしています。また、心臓も動いているし、体温があるので身体も温かいですし、応答もできます。つまり「人間の生きている状態を示すしるし」として、呼吸、脈拍、血圧、体温、意識状態がバイタルサインとして通常あげられているわけです。

本書ではこれに加えて、「尿量」も含めてバイタルサインとします。尿が出なくなってしまうことは生命維持にとって非常に問題であり、他のバイタルサインへの影響が大きいことから、尿量もバイタルサインのひとつとして、看護職が把握することは非常に重要です。

日本語では「バイタルサイン」とカタカナで表記していますが、英語では複数形となっています。つまりバイタルサインは、1つの項目のみではなく複数の項目を合わせて「生命徴候」であり、このことからも大切なのは、体温、呼吸、血圧など、それぞれ1つの項目の観察・測定結果のみで判断するのではなく、「総合的に評価する」ことです。

例えば、発熱しているとき、呼吸数、脈拍数も増加し、血圧値も上昇することが多いですよね。これは発熱により、全身の代謝が亢進(こうしん)することにより起こります。このように、それぞれの測定値、観察結果をもとに、対象の身体状態が現在どうなのか、総合的に判断・評価することが求められます。

そのためにも、呼吸、脈拍、血圧、体温、尿量など、それぞれのバイタルサインが「何を表すのか」、「何によって影響されるのか」の基本知識が必要です。それぞれの項目の詳細は、各chapterを参照しましょう。

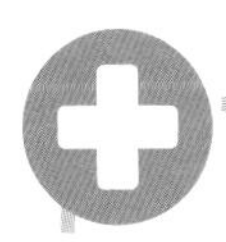

バイタルサイン測定・観察・評価の意義・目的

バイタルサインは「生命徴候」であり、生命に危険があるかどうか、そのカギを握るサインともいえます。看護職の第一の使命は「対象の生命を守ること」ですから、バイタルサインを的確に測定・観察・評価することは非常に大切であり、看護師にとって必須の知識・技術といえます。また、必ずしも生命の危険がない場合でも、バイタルサインは、対象の全身状態を表すサインともいえ、治療や看護の方向性を決めるうえで非常に重要です。

病院でも、看護師が患者にとって最も身近な存在であり、ベッドサイドに行くことが多いので、看護師が正しくバイタルサインの測定・観察を行うことが求められます。

まとめると、バイタルサイン測定・観察・評価の目的は、次の2点になります。

バイタルサイン測定、観察、評価の目的は、救命処置が必要か？　など、患者さんの身体状態を知りケアに生かすことです。
先輩ナース

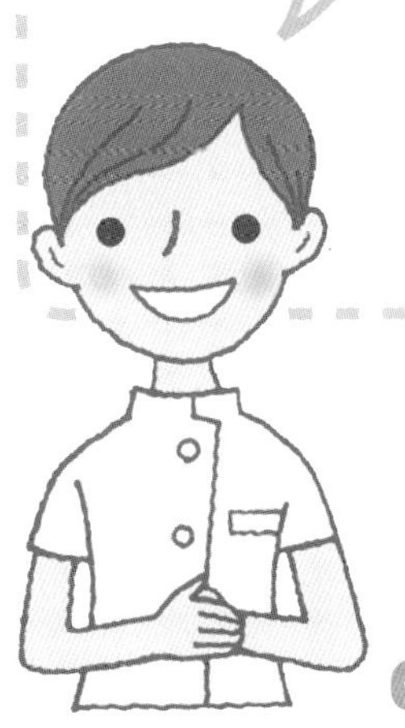

❶対象の生命が危険な状態かどうか、ただちに救命処置が必要かどうかの判断をすること

私たちが生命を維持するためには、体内の重要な臓器、組織に酸素を供給することが必要であり、それを簡便にみることができるのが、意識状態、呼吸状態、血圧や脈拍で表される循環動態、ということになります。特に救急の場面では一刻を争いますので、看護師として正しくこれらのバイタルサインを観察、測定できる技術が求められ、その値、観察結果の評価ができなくてはなりません。それぞれの詳細な内容は、各chapterで説明します。

❷バイタルサインから、対象の身体状態を知り、看護ケアに活かすこと

看護は、日常生活援助ともいわれており、看護師は「安全・安楽・自立」のキーワードを大切にしながら、日々対象者に必要な援助を行っています。バイタルサインは、対象者の「身体状態」を表しており、例えば、発熱がある場合や呼吸状態に問題がある場合、あるいは血圧が異常に高い場合は、対象の日常生活（食事や排泄（はいせつ）、清潔等）に関する様々なニーズが阻害されます。看護師は、バイタルサインの測定結果をアセスメントすることで、対象者に必要な看護援助を行うことが求められています。また、現在行われている治療の評価にもつながり、医師たちもカルテから各患者さんのバイタルサインの結果を確認していますので、必要な時間にバイタルサインの値を正しく測定し、記録、報告することも求められます。この場合1回のみの観察、測定値とその評価ではなく、「経時的に」観察、測定、評価することが大切です。病院では「体温表」「フローシート」としてバイタルサインを経時的に記録しますが、「変化」を捉えることが重要であることを理解しましょう。

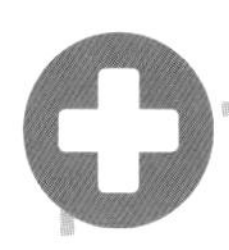

正しく適切なバイタルサインの測定・観察・評価のために

皆さんが測定、観察したバイタルサインの値が正しく、適切なものでなければ、対象の身体状態の評価そのものに影響が出てしまいます。バイタルサインの正しい測定、観察のためのポイントは以下の4点です。

●熟練した観察・測定技術をもつこと

身体状態を正しく評価するためには、得られたデータ、情報が正しいものであることが前提です。呼吸の観察や脈拍測定も、慣れないと数え間違えや、必要な観察項目を得られないことがあります。脈については、数のみでなく、触れ方で「強さ（大きさ）」やリズムを観察することも必要ですが、慣れないと正常な脈の観察は問題なくできても、頻脈や不整脈のカウントは正しくできないことが多いです。コロトコフ音の聴診により血圧を測定する場合も、コロトコフ音の聴き取りができなければ血圧値を正しく取れません。意識状態の確認も、正しい手順で行わなければJCSの何にあたるのか、判断を間違えてしまうこともあります。このようにまずは正しい観察・測定技術を身に付けることが重要です。

●測定器具が正常に働くこと

皆さんがいくら熟練した技術をもっていたとしても、使用する体温計、血圧計など測定器具が壊れていては正しい値が取れません。測定前（対象者のところに行く前）には、器具が故障していないか、電池切れがないかどうかの確認をすることを習慣化しましょう。

●観察・測定のタイミンが的確であること

疾患等がなくても、食事や運動などにより呼吸や脈拍、血圧、体温は変化します。これを**生理的変動**と呼びます。対象の身体状態を正しく評価するためには、このような生理的変動要因を除去した状態で、観察・測定することが必要です。生理的変動要因にはどのようなものがあるのか、どのように変化するのか、については各項目で学習しましょう。

●測定・観察の方法が対象者に適したものであること

例えば、体温測定には、腋窩（えきか）検温、口腔（こうくう）検温、鼓膜検温、直腸検温など、様々な方法がありますが、対象の状態に応じて、どの方法が最も適しているのか判断して、正しい器具、方法を選択する必要があります。血圧測定も、通常は上腕で行いますが、下肢でしか測定できない場合があり、その場合はマンシェットの幅を広いものに替えないと正しい血圧値を測定できません。常に対象の状態に応じて、正確な値が取れる方法・器具を選択するようにしましょう。

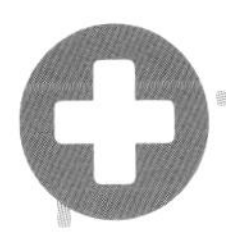

バイタルサインの測定に用いる器具

体温計、血圧計、パルスオキシメーターは、バイタルサインの測定に欠かせない器具ですが、正しく使いこなすために、対象、測定方法に合った器具の選択、測定前の器具の点検を忘れないようにしましょう。

●**体温計**

体温測定部位には、口腔、腋窩、鼓膜、直腸、膀胱など、いくつかありますが、日本では、一般的に腋窩測定が多く用いられています。最近では、短時間で測定できる鼓膜検温が普及してきており、主に小児でよく用いられています。

女性の基礎体温は、口腔検温が一般的です。それぞれ部位により**体温計**が異なりますので、部位に応じた正しい体温計を選択しましょう。また、測定前に正しく作動するかどうか、必ず表示を確認しましょう。通常、病院で使っている体温計の場合、ケースから出すと「88.8」などと表示されます。

また、鼓膜体温計には、プルーブ（挿入部）にかぶせるディズポーザブルのカバーを用いるタイプがあります。複数の患者に同じ器具を用いる場合は、患者ごとに新しいカバーを付けるようにしましょう。腋窩体温計を複数の患者で使用する場合は、患者ごとにアルコール綿で消毒をしましょう。

▼体温計

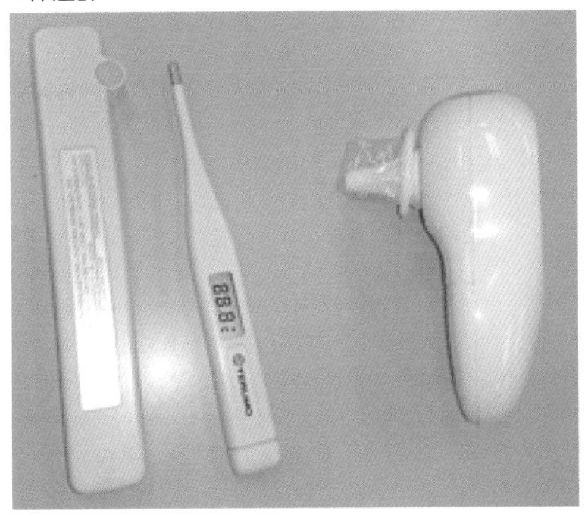

●**血圧計**

体温計と同様、水銀を使用している器具は使わなくなりましたので、近年は**電子血圧計（自動血圧計）**または、聴診で測定するタイプは**アネロイド式血圧計**です。

電子血圧計では、電池切れではないかどうか、まず作動状況を確認してから患者のもとに行きましょう。アネロイド式血圧計の場合は、加圧していない状況で目盛りが0点を示しているかどうか、マンシェットの幅が対象者に合ったものであるかどうか（小児や非常にやせている人の場合、マンシェット幅が狭いものでないと、血圧値が低く出る傾向がある）を確認しましょう。

▼アネロイド血圧計

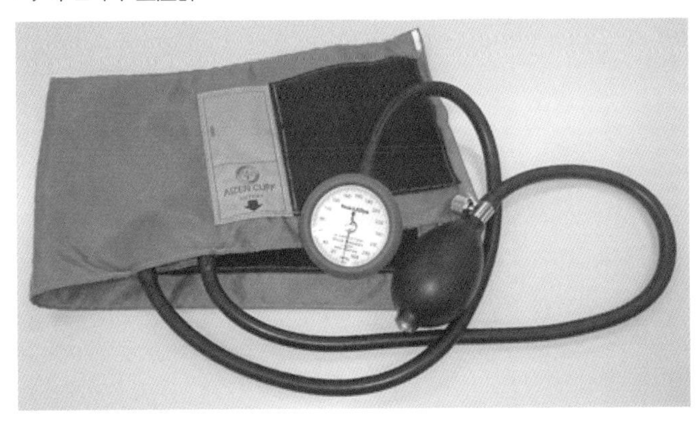

●パルスオキシメーター

呼吸に関するアセスメントにおいて、パルスオキシメーターは欠かせない器具になりましたが、何を測定しているのか、どのような原理なのか、の基本を理解し、患者さんにも説明できるようになりましょう。

❶パルスオキシメーターで測れるものとその原理

パルスオキシメーターは、動脈中の赤血球中のヘモグロビンが酸素と結びついている酸化ヘモグロビンの割合、すなわち酸素飽和度を非侵襲的に測定できる、非常に便利な器具です。この器具がないころは、患者さんの動脈血採血を行わないと動脈血酸素飽和度が測定できませんでしたが、現在では患者さんに苦痛を与えることなく、いつでも簡便に測定できるようになりました。パルスオキシメーターで測定した酸素飽和度を「経皮的酸素飽和度＝SpO_2」といい、動脈血採血で得られた酸素飽和度SaO_2とは区別します。

パルスオキシメーターの原理は下記のとおりです。

パルスオキシメーターの発光部（爪側）から2種類の光（赤色光：Rと赤外光：IR）を出し、その2つの光が吸収されずに透過したものを指先側の受光部で受け、2つの光の割合によって酸素飽和度を計算しています。酸化ヘモグロビンと酸素を離した還元ヘモグロビンの2つの光の透過性の違いを利用したものです。また、同時に動脈の脈波を感知することで、脈拍数も測定しています。

❷測定上の注意点

光の透過性が問題であり、受光部に光が届かないと測定できないため、例えば、マニキュアや発光部と受光部の汚れなどで透過性が障害されると正しく測定できません。

また、外部の光（蛍光灯、太陽光）が強すぎても影響が出てしまうので気をつけましょう。さらに体動によりプローブが動いても正確に測定できない場合があるので、測定中は対象者に説明しましょう。なお、血流が低下しているような状態、例えば、末梢循環不全では正しく測定できないため、指先のマッサージや測定部位を変えるなどが必要になります。

測定方法に合った器具の選択や点検を
忘れないようにしましょう。
ベテランナース

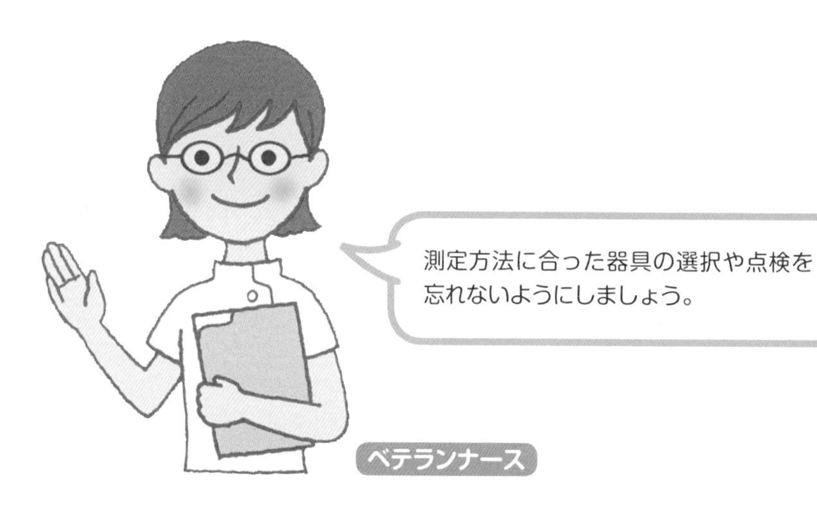

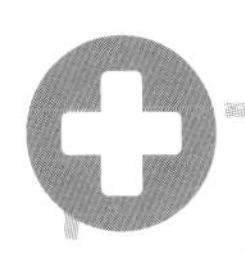

バイタルサインの緊急度、危険なバイタルサイン

看護師がバイタルサインの測定・評価を行う意義として「生命が危険な状態であるかどうか、救命処置が必要であるかどうかを判断すること」であることは最初に述べました。

バイタルサインは、呼吸、循環、体温、意識状態に本書では「排尿」を加えたものとしています。つまり、これらの状態が「危険」であるかどうかの判断が必要になります。詳細については、各項目で述べていますのでそちらで確認していただきたいのですが、ここでは簡単にポイントだけ記載します。

● 意識状態：意識レベルの低下がみられること

意識を保つメカニズムは、生命維持に深く関与する大脳皮質、視床や脳幹部に存在する上行性網様体賦活系が関与するといわれています。したがって、意識レベルが低下していることは、患者さんの生命が脅かされていることを意味します。事故直後に意識レベルに問題がなかったとしても、脳圧亢進により意識レベルが低下することはよくみられますので、頭部打撲や脳の障害が疑われるときには、意識レベルを継続して観察する必要があります。

● ショック状態：血圧低下、脈拍数の増加（脈の強さは弱い）

生命を維持するためには、必要な酸素や栄養素を末梢の組織に運搬することが必要であり、そのために一定の心拍出量が保たれている必要があります。**ショック**とは、「何らかの原因で全身の組織、臓器を維持するのに十分な血液循環が得られないことによる細胞、組織、臓器の機能障害やその結果引き起こされる病的な状態」を指します。

血圧低下がみられ、血圧計では測定できないこともありますが、**橈骨（とうこつ）動脈が触知できれば収縮期血圧80mmHg以上、大腿（だいたい）動脈が触知できれば70mmHg以上、総頸（そうけい）動脈が触知できれば60mmHg以上**という目安を知っておきましょう。

このようなときは、1回の心拍出量が低下するぶん、代償的に心拍数を多くしているため、脈の強さは弱く頻脈です。その他、意識レベル、呼吸の状態、冷や汗、顔面蒼白の有無なども確認しましょう（ショックの5徴候）。

● 呼吸状態：頻呼吸、努力呼吸、異常呼吸などの呼吸不全の有無

呼吸の観察から、換気状態を推定することになりますが、回数が非常に多い頻呼吸の場合、有効な肺胞換気が維持できていないため、生命の危険につながります。また、正常の呼吸筋ではなく、補助呼吸筋を動員している状態である**努力呼吸**を示しているときも、同時にサチュレーションモニターで酸素飽和度を確認し、必要時には酸素吸入などの処置を行いましょう。

● 体温：低体温（35℃未満）、高体温（41℃以上）

生命維持のための酵素の活動には、一定の体温が必要であり、35℃未満の低体温が一定以上続くと生命に危険が及びます。

また、「発熱」ではない熱中症時のように、**高体温**が起こり42℃を超える場合は、生体のタンパク質が変性し、脳などの臓器も障害を受け、生命に危険が生じます。このように異常な低体温、高体温はいずれも危険です。

● 尿量：0.5mL/kg/時以下の場合

尿量の変化も体内の循環動態を示しているので、他のバイタルサインと同様、尿量の異常の早期発見に努めることは非常に重要です。例えば、体重60kgの人では、尿量が30mL／時以下になると危険です。

column

バイタルサイン測定の変遷

近年は、看護師が患者さんたちのバイタルサインを測定、観察するのは当たり前ですが、日本の看護師が血圧を測定し始めたのは戦後のことであり、それまでは血圧測定は、医師の仕事とみなされていたそうです。看護師にとってのバイタルサインの重要性や、正しい脈拍の観察方法、体温の個人差による評価の重要性（37度以上が発熱という考え方がおかしいこと）を提唱したのは、日野原重明先生です。今でこそ看護基礎教育に導入されているフィジカルアセスメントの重要性も、日野原先生がいち早く提唱しました。

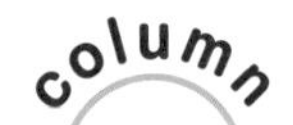

バイタルサイン測定、観察の順序

バイタルサインの測定、観察の順序は、そのときの対象の状況、目的によって違います。

患者さんが「息が苦しい」と訴えていれば、呼吸の観察や酸素飽和度の測定を最初に行い、客観的な呼吸に関する情報を得て判断する必要があります。出血が疑われるときは、真っ先に血圧値や脈拍などの循環状態を確認する必要があります。そのような状況が何もない場合は、効率を考え、時間がかかる体温測定から行う場合も多いです。

意識

意識状態は、①これまでの意識レベル、
②今の意識レベル、③意識レベルの変化を常に比較して評価します。
特に患者さんが急変した場合は、生命を左右する意識レベルの維持、
時間経過に伴う変化を他のバイタルサインと合わせて適切に評価し、
患者さんの身体の中で起こっている状態や変化を
アセスメントすることが大切になります。

意識とは

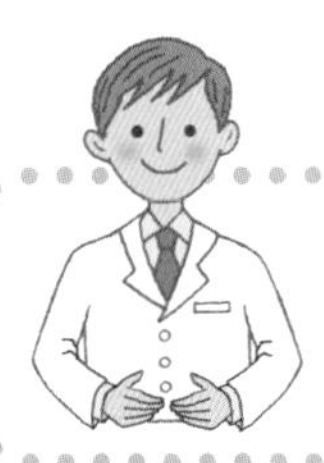

意識とは、自己と他者・周囲環境を区別し、呼びかけや問いかけなど、様々な刺激に対して的確に反応する機能やその状態のことを指します。

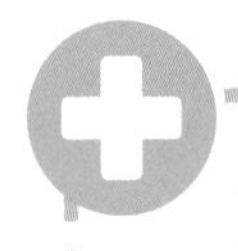

覚醒状態と意識内容

正常な意識とは正しい覚醒状態を維持し、覚醒と睡眠が正しく繰り返されることを意味します。つまり、脳幹および大脳皮質の活動レベルが高い水準にある覚醒状態と活動レベルが抑制されている睡眠状態のリズムが適切に調整されているかがポイントになります。

意識の評価には視覚・聴覚刺激に対する反応を量的に評価する**覚醒状態（覚醒度）**と、問いかけに対する反応の内容を評価する**意識内容（認知）**という2つの側面があります。医療現場で用いられる意識は、意識レベルという意味で使用され、量的・質的側面が網羅されたJCSやGCSなどのスケールで評価されています。

意識の観察によって主に脳神経系の働きを把握することができ、様々な刺激が脳に伝わり意識が保たれているか、どの程度障害されているかを評価できます。

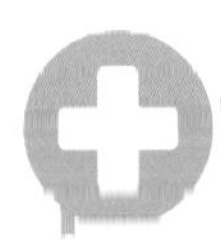

なぜ意識を観察する？（目的）

意識を観察する目的は3つあります。1つ目の目的は、生命の危機の有無を判断することです。重度の意識障害では、中脳・橋（きょう）・延髄からなる脳幹（特に心臓血管中枢や呼吸中枢など重要な中枢が集まる延髄）が障害されている可能性があるため、バイタルサインと意識障害の程度を評価し、緊急度・重症度を判断します。

2つ目の目的は、脳の不可逆的損傷を早期発見することです。一次的に中枢神経が障害される疾患（脳血管障害・外傷・炎症など）では、刻一刻と脳へのダメージが広がる可能性があり、運動麻痺や言語障害へとつながるため、意識の変化から脳の障害を発見し、障害を最小限にすることが重要になります。

3つ目の目的は、身体損傷のリスクを予測することです。意識内容の障害つまり認知機能の異常が生じている場合、病識の欠如、注意力や判断力の低下により、患者さんの身体損傷のリスクが高まります。意味ある刺激に対する言語・運動反応に注意することで、転倒やカテーテル類の自己抜去などのリスクを適切に評価し、未然に防ぎます。

意識のメカニズム

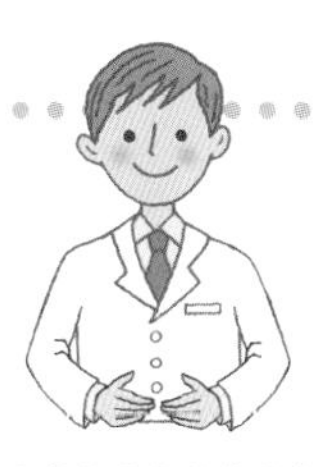

意識レベルを適切に評価し、意識障害を予測、臨床判断につなげるためには、覚醒と意識内容という2つの面で、メカニズムと評価方法を知ることが重要です。

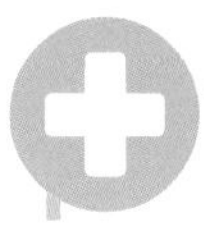

覚醒のメカニズム

身体の各部から伝えられた情報（感覚）は、上行性感覚路（触覚・痛覚・温覚）から脳幹へ、一部の情報が脳幹網様体に伝えられ、視床や大脳皮質に伝達されます。

上行性網様体賦活系とは、脳幹網様体と視床を含めた経路のことを指し、情報がこの経路を通り、大脳皮質の広い領域を興奮させることで、覚醒機能を維持しています。つまり、この経路と大脳皮質の障害により覚醒度は変化します。

▼ 覚醒のメカニズム

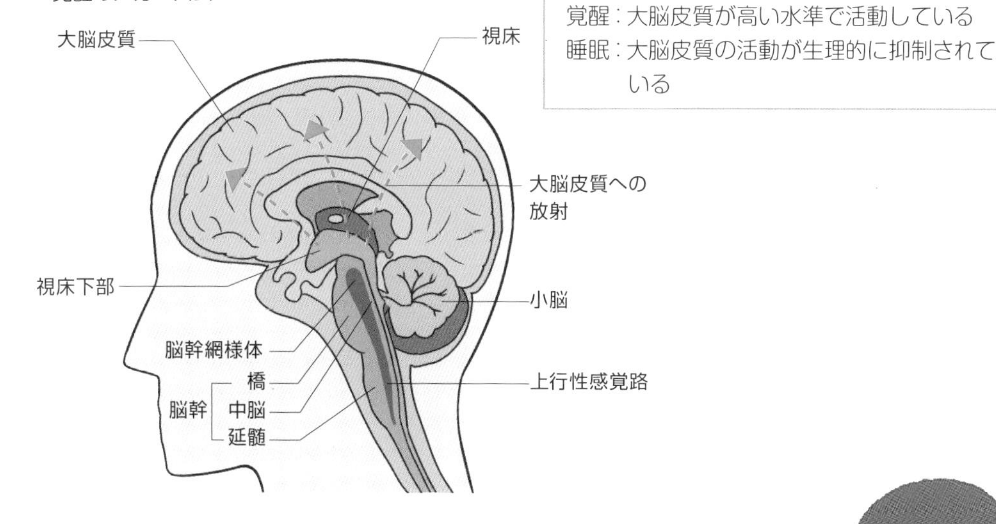

覚醒：大脳皮質が高い水準で活動している
睡眠：大脳皮質の活動が生理的に抑制されている

看護師は意識レベルを24時間観察・比較しながら変化を評価し、予測することが大切ですね。「何か変」と気づき、意識障害を予測するためには、意識障害の原因や指標、典型的なパターンと対処方法、大まかな見通しを知ることが大切です。そのことが、適切な臨床判断につながります。

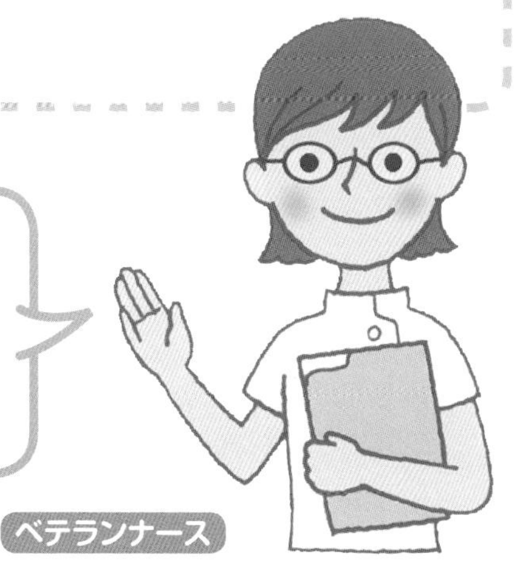

ベテランナース

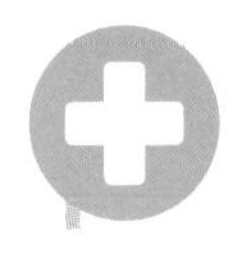

意識内容のメカニズム

意識内容（認知機能）の保持にも大脳皮質が関与しています。意識内容は、判断力・計算力・記銘力・見当識など高次機能のことをいい、視床下部辺縁系賦活系を介して大脳辺縁系をつかさどっています。上行性網様体賦活系（意識の量）と視床下部辺縁系賦活系（意識の質）のどこかに障害が生じた場合、外界の刺激に対する反応性や自発的活動性が低下します。つまり、高次機能の維持には、上行性網体賦活系を通る大脳皮質の刺激による覚醒状態の維持だけでなく、外界から与えられた意味ある刺激に対して刺激の意味を理解し、的確な言語による応答や運動反応をするための大脳皮質の機能が必要になります。

▼神経伝達物質

主作用	神経伝達物質	内容
神経の興奮	ドパミン	神経を興奮させ、快楽・攻撃性・創造性・運動能力を調節する働きがある
	ノルアドレナリン	神経を興奮させ、覚醒・睡眠レベルを調節する。不安や恐怖を引き起こすこともある
	アセチルコリン	主に神経を興奮させる働きがある。意識・知能・知覚・認知・記憶などを調節する
	グルタミン酸	神経を興奮させる働きがある。記憶・学習などの脳高次機能に重要な役割を果たす
神経の興奮を抑制	セロトニン	ドパミンやノルアドレナリンの働きをコントロールする。落ち着きと安定感をもたらす働きがある
	GABA（ギャバ）	神経の働きを鎮める働きがある。不安を鎮め、筋肉の緊張を解き、睡眠を促す

意識内容の変化には、神経伝達物質（シナプスで神経の興奮を高めたり、抑えたりする物質）が関与しています。例えば、痛みや呼吸困難などの侵襲が身体に加わると、その情報が脳幹へ伝達され、神経伝達物質の放出が刺激されます。身体に侵襲が加わると、神経を伝達する神経伝達物質のバランスが崩れて、認知などの脳機能が混乱し、意識内容の変化が生じるのです。

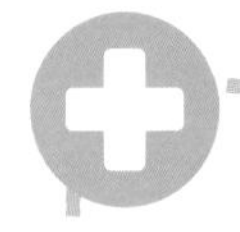

覚醒度と意識内容の評価

意識は覚醒度と意識内容の2つの側面で評価します。

覚醒度　：意識の量的な捉え方。覚醒の程度。刺激に対する反応の程度。刺激に開眼する。
意識内容：意識の質的な捉え方。刺激に対して的確な反応を示す。会話が成り立つ。

▼覚醒度と意識内容の評価

意識清明				
覚醒度	観察方法	反応	意識内容（認識）	
傾眠	大声で話す 名前を呼ぶ	眼を開いて反応する。返答がある。刺激をやめるとすぐに眠る。自発運動がある	もうろう状態： 自分が置かれている状態を認知できず、自分のすべき行動を判断できない状態	アメンチア： 外界の認識が困難になり、思考がまとまらず当惑している状態
昏迷	高い音を出す 明るい光をあてる	刺激を避けようと手足を引っ込める。簡単な質問に応じる。自発運動がある		
半昏睡	痛み刺激を与える	痛みを回避しようとする動作(払いのける)。かろうじて眼が開く。刺激をやめると閉眼。自発運動なし	せん妄： 軽度・中等度の認知能力の低下。周囲の刺激に注意を向けることができず、錯覚・幻覚・妄想等が出現	錯乱： 軽度の意識低下を特徴とする精神状態の変容。せん妄に似た興奮を示すが、程度が軽く、幻覚を伴わない
昏睡		眼は常に閉眼。痛みに対して動作なし。自発運動なし。筋肉弛緩		

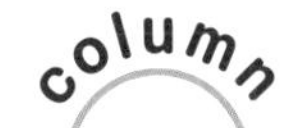

鎮静と鎮痛の評価

侵襲的な治療（人工呼吸器管理や補助循環）などを行う際には、苦痛の軽減を目的に鎮静・鎮痛薬を使用して意識レベルを低下させます。

鎮静の評価（鎮痛の度合い、鎮痛深度の測定）を行うために、鎮静スケールを使用します。鎮静スケールにはRASS＊やSAS＊があり、数値が高いと興奮状態、数値が低いと鎮静が強いことを示します。

鎮痛の評価（患者さんの痛みの評価）として、NRS＊、VAS＊、VRS＊、FPS＊が臨床では活用されています。また、痛みを自己申告できない患者さんに用いる疼痛スケールとしてBPS＊やCPOT＊などが活用されています。

＊RASS　Richmond Agitation-Sedation Scaleの略。
＊SAS　Sedation-Agitation Scaleの略。
＊NRS　Numerical Rating Scaleの略。
＊VAS　Visual Analogue Scaleの略。
＊VRS　Verbal Rating Scaleの略。
＊FPS　Faces Pain Scaleの略。
＊BPS　Behavioral Pain Scaleの略。
＊CPOT　BCritical-Care Pain Observation Toolの略。

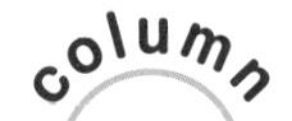

自律神経系：交感神経系と副交感神経系

自律神経系とは、循環、呼吸、消化、分泌、排泄、体温調節など基本的な生命活動機能（自律機能）を担う神経系のことです。自律神経が分布する代表的な部位として、瞳孔、気管支、血管、心筋、立毛筋、汗腺、消化管、膀胱、生殖器など（心筋・平滑筋）があげられます。

自律神経系は、生命のホメオスタシス維持にとって重要な役割を果たしていますが、自律神経系の中枢は、視床下部、脳幹にあり、大脳皮質は関与しないため、調節は不随意（無意識）に行われます。調節では、神経細胞が興奮し、神経終末より神経伝達物質を放出し効果器に作用を起こすので、反応が早く、持続時間が短い。

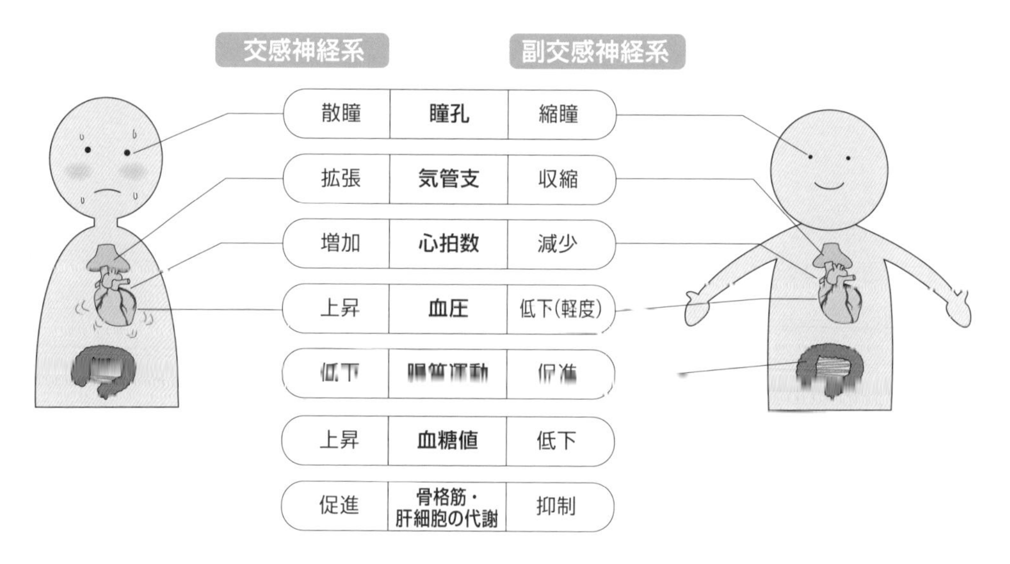

自律神経系は**交感神経系**と**副交感神経系**の２種類があり、同じ器官の互いの作用は拮抗します。交感神経系は、身体活動が活発になったときに諸臓器・組織をその状態に適応させるように働きます。精神的な興奮・不安があるときには特に活発になります。副交感神経系は、身体がリラックスしているとき、睡眠時などに働きます。

●交感神経系とショック状態

人間が血圧に関する恒常性を維持できずにショック状態になると、代償的に交感神経系が働きます（心拍数増加、冷や汗）。さらにショック状態が継続すると末梢血管の収縮が生じ、末梢での脈拍触知が困難となるため、体幹近くの頸動脈で脈拍確認を行う必要があります。

意識状態の観察

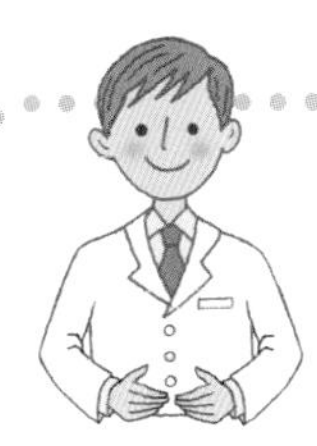

意識状態は日ごと、また、時間ごとに変化します。その変化を適切に評価するためには、看護師はスケールを用いて測定し、客観的に評価する必要があります。

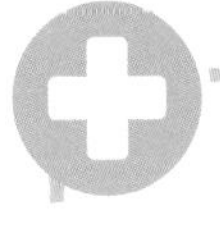

意識状態の指標

意識状態の指標にはJCS＊（ジャパン・コーマ・スケール）やGCS＊（グラスゴー・コーマ・スケール）がありますが、いずれも刺激に対する反応を観察します。意識状態を評価するスケールは、基準が明確であるため緊急時でも迅速かつ的確に評価でき、数字で表せるため報告時にも簡単に情報を共有することができます。

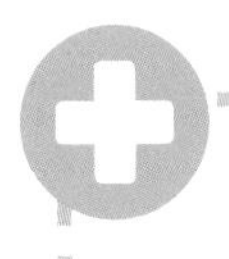

JCS（ジャパン・コーマ・スケール）

JCSは覚醒度と意識内容の２つの側面を含んでいますが、覚醒が主な評価になっています。デメリットとして予後を予測するのに課題があるといわれていますが、緊急時には非常に有効なスケールで、日本では最も使用されているスケールのひとつです。

JCSは覚醒の有無を大きく３群（Ⅰ群・Ⅱ群・Ⅲ群）に分類しており、覚醒度と意識内容を各群の３段階（１～３、10～30、100～300、意識清明は０）で評価します。点数が高いほど意識状態は悪いことを示します。

意識障害のある患者さんでは、多くの専門職がチームとして関わっているため、多職種間で観察視点・評価を一致させることが重要です。また、緊急時の対応の際にも、診断・治療までの時間を短くするため、簡便かつ状態の評価を容易に共有できるスケールを活用するのです。

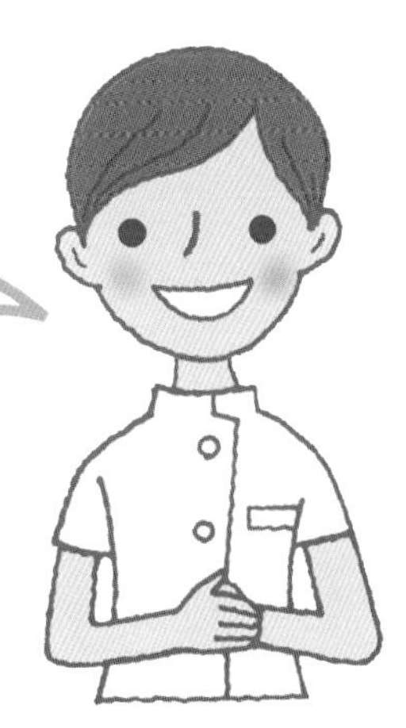

先輩ナース

＊JCS　Japan Coma Scaleの略。
＊GCS　Glasgow Coma Scaleの略。

▼JCS

段階	レベル	反応	評価の方法
	0	意識清明	
Ⅰ 刺激しなくても覚醒している（1桁の点数で表現）	1	だいたい清明だが、いまひとつはっきりしない	見当識について質問する
	2	時・人・場所が分からない（見当識障害）	
	3	自分の名前・生年月日が言えない	患者さん自身の名前や生年月日を質問する
Ⅱ 刺激で覚醒する（2桁の点数で表現）	10	普通の呼びかけで容易に開眼する	普通の声で呼びかける
	20	大きな声または身体を揺さぶれば開眼する	大きな声で呼ぶ
	30	痛み刺激を加えつつ呼びかけを繰り返すとかろうじて開眼する	大きな声で呼びかけ、肩を叩く
Ⅲ 痛み刺激でも覚醒しない（3桁の点数で表現）	100	痛み刺激に対して払いのけるような動作をする	強い刺激（痛み刺激）を加える ①爪床を強く圧迫、②眼窩上切痕部を強く圧迫、③胸骨を強く圧迫
	200	痛み刺激に対して少し手足を動かしたり、顔をしかめる	
	300	痛み刺激に全く反応しない	

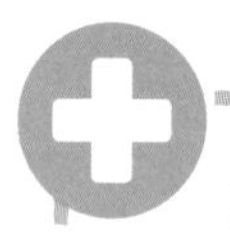

痛み刺激（痛覚刺激）の方法

末梢神経障害によって刺激が中枢に届かない可能性もあるため、痛み刺激は末梢から中枢へと順番に実施します。

❶爪：爪床をペンなどで圧迫して刺激する方法
❷眼窩上切痕：指先で眼窩上縁の内側を強く圧迫
❸胸骨：胸骨を拳で垂直に圧迫する方法

痛み刺激は患者さんに苦痛を与えるので、必要最低限にとどめることが必要です。緊急性がなければ、吸引などの看護技術の際の反応を観察して評価することが重要です。

▼痛み刺激

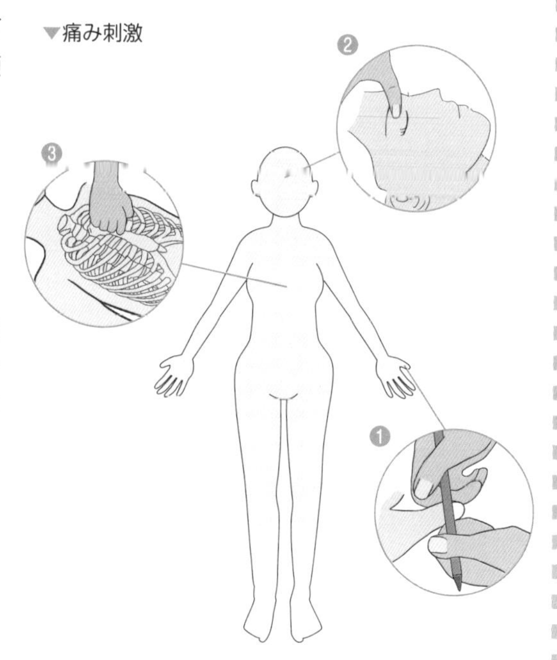

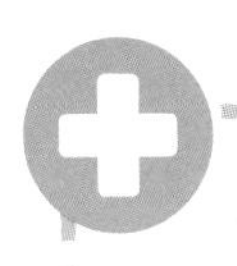

GCS（グラスゴー・コーマ・スケール）

GCSは国際的に広く普及している評価スケールです。覚醒度の測定を主とし、意識内容は大まかに評価しています。開眼反応１～４点、言語反応１～５点、運動反応１～６点の計３～１５点で表し、点数が低いほど意識状態が悪いことを示します。

▼GCS

	反応	スコア	評価の方法
E　開眼機能 Eye opening	自発的にまたは普通の呼びかけで開眼する	４点	普通に呼びかける
	強く呼びかけると開眼する	３点	強く呼びかける
	痛み刺激で開眼する	２点	痛み刺激を加えると眼が開くか
	痛み刺激でも開眼しない	１点	
V　言語機能 Verbal response	見当識が保たれている	５点	見当識を質問する
	会話は成立するが見当識が混乱	４点	会話はできているが混乱
	発語はみられるが会話は成立しない	３点	発語はあるが単語のみ
	意味のない発声	２点	意味不明の声
	発語みられず	１点	反応なし
M　運動機能 Motor response	命令に従って四肢を動かす	６点	四肢を動かす簡単な指示を出す
	痛み刺激に対し、手で払いのける	５点	痛み刺激を加えると払いのけるか
	指への痛み刺激に対して手で払いのける	４点	痛み刺激を加えると四肢を引っ込めるか
	痛み刺激に対して緩徐な屈曲運動	３点	除皮質硬直や除脳硬直があるか
	痛み刺激に対して緩徐な伸展運動	２点	
	運動みられず	１点	痛み刺激に四肢の動きなし

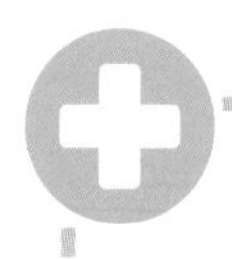

GCS評価項目である異常姿勢とは

異常姿勢については除皮質硬直肢位と除脳硬直肢位を観察します。

除皮質硬直肢位：下肢が進展し、上肢が屈曲内転した姿勢のことで、大脳から間脳に障害が生じている可能性があります。

除脳硬直肢位：障害が間脳から中脳に及ぶと、下肢と体幹が進展し、上肢が回内伸展した肢位になります。

▼異常姿勢

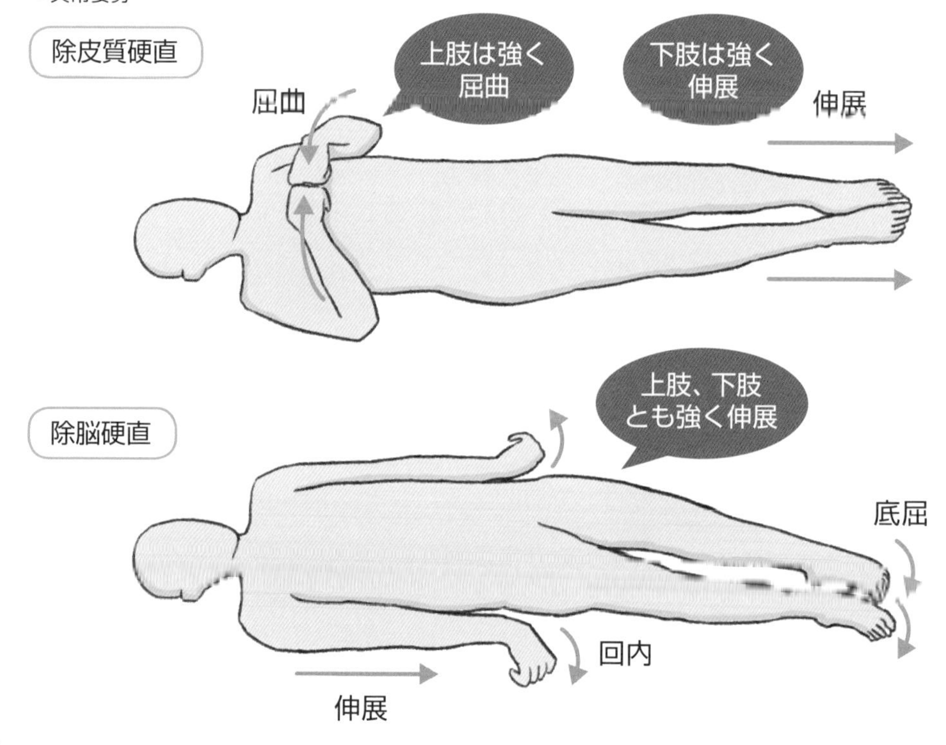

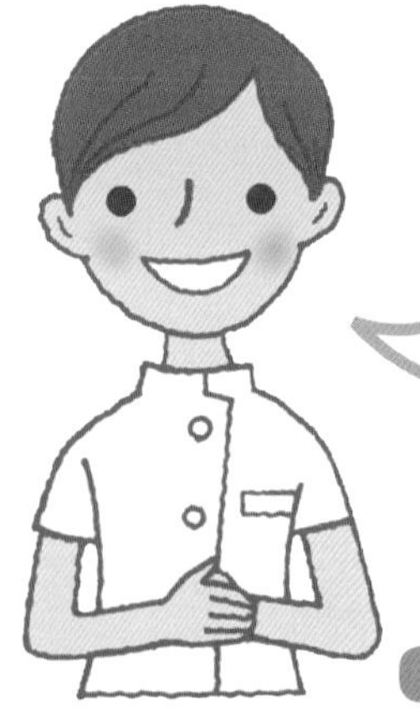

意識レベルの測定にはスケールが用いられますが、鎮痛薬を使用している患者には使用できません。意識レベルを制御する目的で鎮痛薬を使用している場合には、意識レベルではなく鎮痛レベルを評価する必要があります。

意識状態と合わせて観察すべき神経学的所見

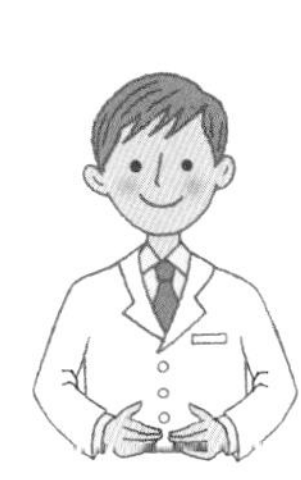

障害部位のアセスメントのための神経学的所見は、瞳孔径、対光反射、眼位、眼球運動などの脳神経系、言語障害、バレー徴候やMMTなどの運動系、触覚、痛覚、温度覚などの感覚系、バビンスキー反射などの反射系、指鼻指試験などの協調運動、項部硬直、ケルニッヒ徴候などの髄膜刺激症状、ロンベルグ試験などの起立・歩行により観察することができます。ここでは、脳神経系と髄膜刺激症状の観察方法について示します。

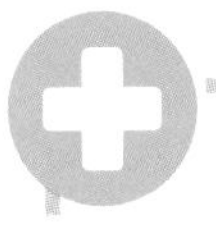

瞳孔の観察

意識障害に関して臨床判断を行うためには、JCSやGCSなどの意識状態の評価と合わせて、瞳孔の観察・評価が重要になります。瞳孔の大きさ、瞳孔の左右差、光をあてたときの瞳孔の縮まり（対光反射）は、脳幹（中脳）の障害を予測できます。また、眼位の観察は脳の障害部位、眼球運動の観察は脳幹障害（特に中脳から橋の障害）を予測するのに重要です。

●瞳孔の大きさ（瞳孔径の計測）

自然光のもと、瞳孔計を眼の下にあてて瞳孔径を測定します。

対光反射の測定と区別しましょう。眼に直接ペンライトなどの光があたると、対光反射によって瞳孔が縮まり、瞳孔径は測定できません。

▼瞳孔径の測定

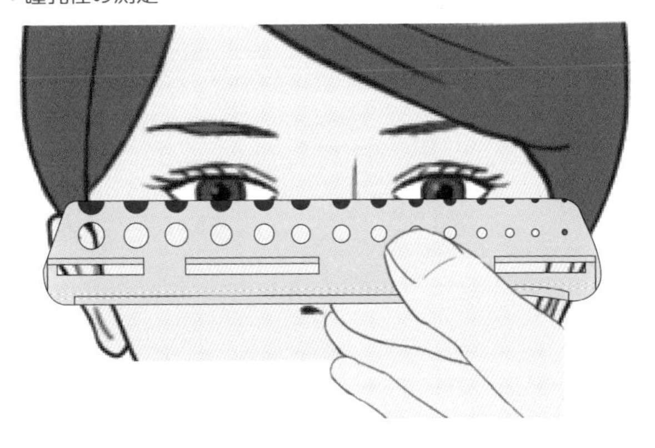

●瞳孔の左右差

瞳孔径を両眼とも計測することで、左右差を確認します。

▼瞳孔の評価

	正常	縮瞳	散瞳	瞳孔不同
瞳孔	(2.5～4.0㎜) 右眼 左眼	(≦2.0㎜)	(≧5.0㎜)	(左右差が0.5㎜以上)

●対光反射

❶対光反射のメカニズム

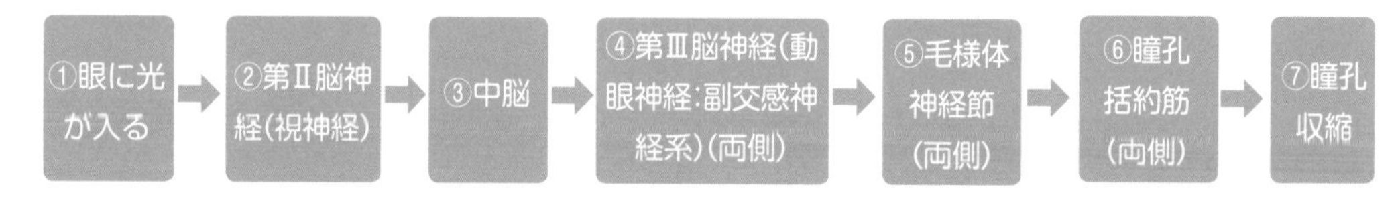

❷対光反射の測定方法:ペンライトで目の外側から光をあて、光をあてたほうの瞳孔と反対側の瞳孔、両方の収縮を確認します。正常な場合は、直接・間接対光反射ともに両方の瞳孔の収縮が確認できます。

▼直接対光反射

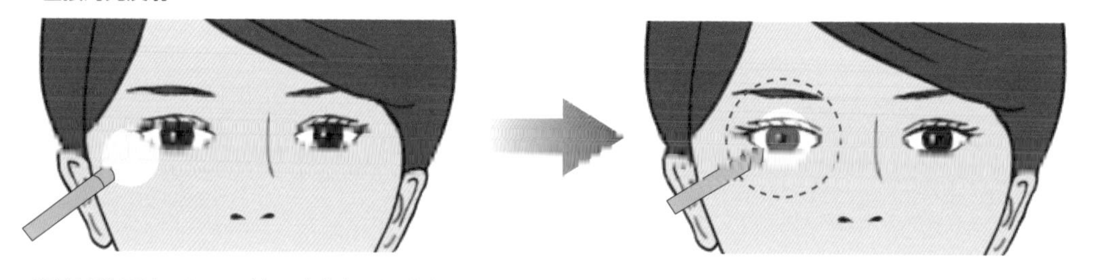

・直接対光反射:ペンライトの光をあてた瞳孔の反射

▼間接対光反射

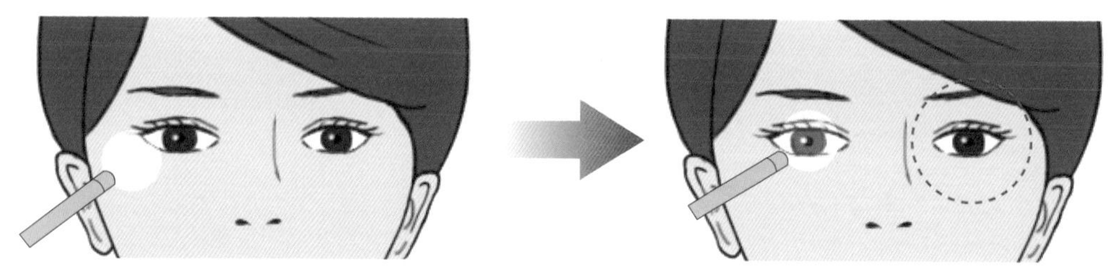

・間接対光反射:光をあてていない瞳孔の反射

❸対光反射の評価：脳幹や視神経、動眼神経に何らかの障害が生じている場合には、反射が減弱・消失します。

▼対光反射の評価

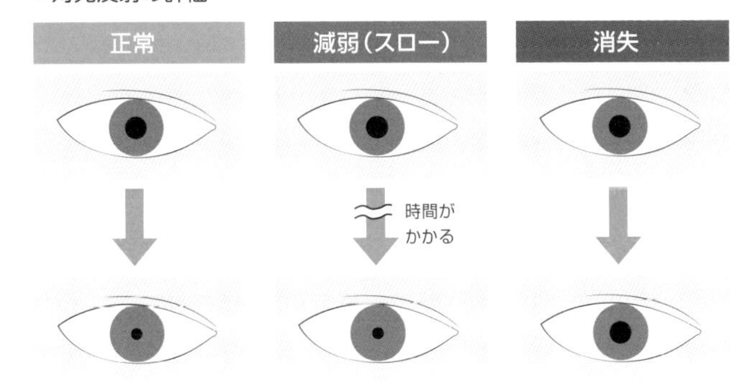

● **眼位**

左右の目が向いている方向のことであり、正常な状態では両眼とも正中に位置しています。また、目を動かしたときにはどちらも同じ方向を向きます。眼位を測定することで、動眼神経（第Ⅲ脳神経）・滑車神経（第Ⅳ脳神経）・外転神経（第Ⅵ脳神経）の異常を把握することができます。

▼眼位の評価

	正常	動眼神経麻痺	滑車神経麻痺	外転神経麻痺
眼位	右眼　左眼 正面を見たとき、両眼とも正中を向いている	× 患側が外方または外下方へ偏位する。眼瞼下垂を伴う	× 患側は外旋し、外上方へ偏位する	× 患側が内方へ偏位する

共同偏視とは、左右の眼が両方とも強く偏り、偏ったままの状態になることを指します。共同偏視は脳内出血などにより生じ、病変が起きた部位によって目の偏る方向が異なるため、出血部位の予測に有効です。

▼眼位と脳の障害部位

出血部位	被殻	視床	橋	小脳
眼位	（右被殻出血） 病巣側への共同偏視	鼻先凝視	極度に縮瞳し、正中位で固定	（右小脳出血） 健側への共同偏視

●**眼球運動**

動眼神経（第Ⅲ脳神経）・滑車神経（第Ⅳ脳神経）・外転神経（第Ⅵ脳神経）は眼球運動をつかさどる神経です。正常では人間の眼球運動は頭の位置変化に連動しており、頭位が急速に動くと眼球は一瞬そのままで、わずかに遅れて頭と同じ方向に眼球も動きます。これが脳幹の反射・反応機能である「人形の目現象」となります。つまり意識障害があり、人形の目現象がみられない場合は、脳幹に何らかの障害があることを意味します。さらに、意識障害があるにもかかわらず、人形の目現象が正常にみられる場合には、両側大脳半球の障害もしくは、代謝性脳症やびまん性脳損傷の可能性が考えられます。

▼眼球運動の評価

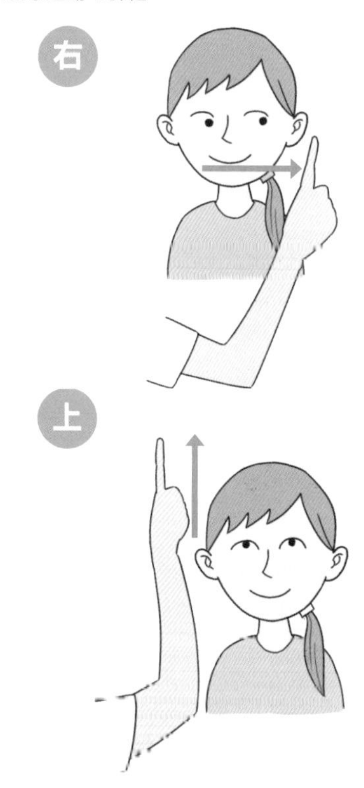

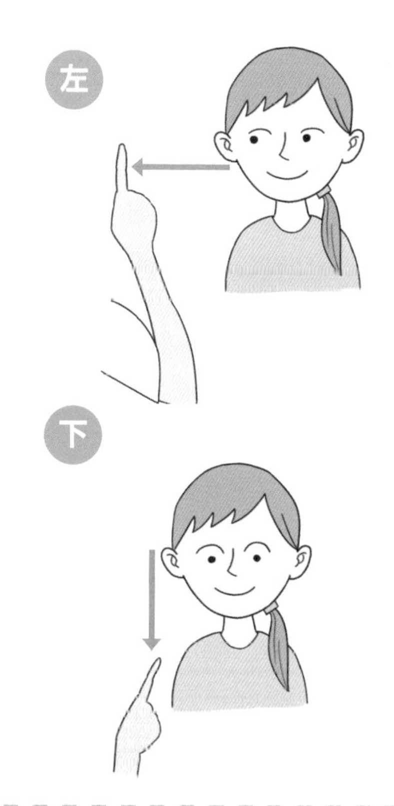

意識障害と睡眠状態の区別

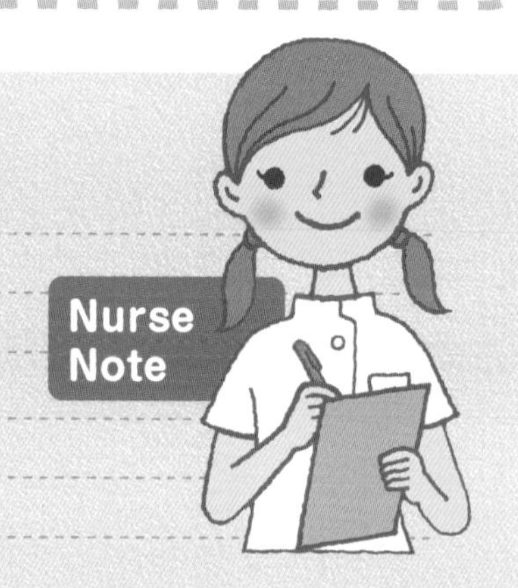

意識障害と睡眠状態は見分けがつきにくいです。私は患者さんが寝ていると判断したのですが、先輩看護師から「患者さんが意識障害を起こす可能性があるかを予測・アセスメントしたうえで、就寝中の患者さんに声をかけて意識を確認するかどうかを判断してね」と言われました。睡眠中であっても患者さんの生命を守るためには、意識レベルの確認のために声をかけることも大切なのだとわかりました。

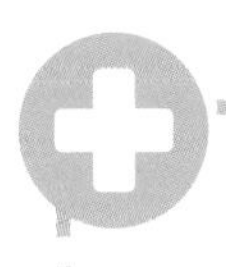

髄膜刺激症状の観察

くも膜下出血や髄膜炎では意識障害と合わせて髄膜刺激症状が出現する可能性があります。意識状態の評価とともに髄膜刺激症状を観察し、評価することが大切です。髄膜刺激症状は髄膜自体への刺激、頭蓋内圧の急激な亢進や脊髄神経根の炎症・浮腫による神経伸展によって生じる疼痛や筋攣縮（れんしゅく）のために起こり、項部硬直・ケルニッヒ徴候・ブルジンスキー徴候が生じます。

●項部硬直

後頭部・項部の筋肉に持続的な収縮が生じた場合に、患者さんの頭頸部を他動的に前屈させると、髄膜や神経根部が緊張し、疼痛が誘発されます。緊張を最小限にしようと防御反応が働き、後頭部および項部の筋肉が反射的に緊張して抵抗が生じることを項部硬直と呼びます。

●ケルニッヒ徴候

項部硬直の次に多く観察されます。患者さんの膝関節を90度に屈曲した状態から伸ばすように伸展させると、大腿屈曲筋の収縮による強い抵抗があります。

▼項部硬直の評価　▼ケルニッヒ徴候の評価

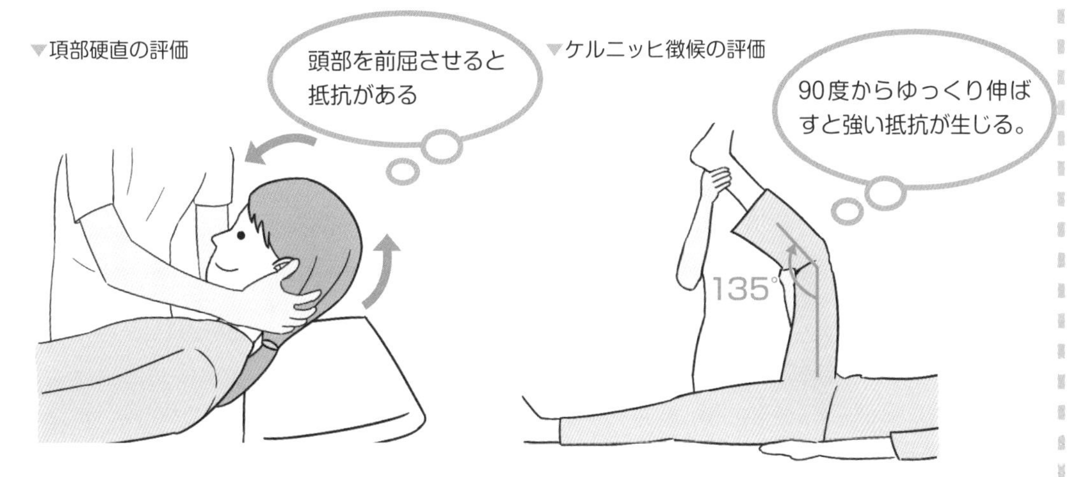

●ブルジンスキー徴候

観察される頻度は少ないですが、臨床上評価しやすい徴候です。患者さんに臥床してもらい、膝関節を伸展した状態で、ゆっくりと首を前屈させると、股関節・膝関節の屈曲と痛みが生じます。

▼ブルジンスキー徴候の評価

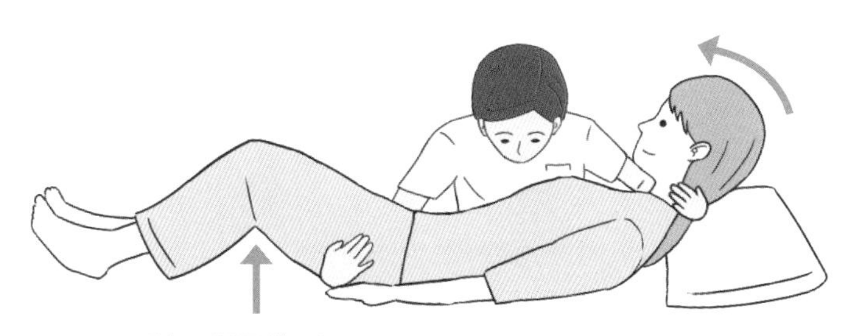

頭蓋内圧亢進症状の観察

頭蓋内の容積は一定であるため、脳内出血や脳腫瘍ができると、頭蓋内で脳が強く圧迫されてつぶされてしまう状態となります。この状態が頭蓋内圧亢進状態であり、進行すると脳ヘルニアに至ります。頭蓋内圧亢進状態に気づくためには、意識レベルや運動麻痺（MMT）、瞳孔を観察し、頭蓋内圧亢進症状に気づいて、適切なアセスメントにつなげる必要があります。

頭蓋内圧亢進の三大徴候は、頭痛・嘔吐・うっ血乳頭（眼底検査）です。頭痛は朝方に多く、嘔吐は食事に無関係に生じます。

また、頭蓋内出血・脳外傷などによる急性頭蓋内圧亢進症状としては頭痛、嘔吐に加え、頭蓋内圧が上昇し続けると、血圧上昇と徐脈（クッシング現象）、意識障害（混濁から昏睡へ）、呼吸障害（深い呼吸からチェーンストーク呼吸へ）、瞳孔異常（瞳孔不同から瞳孔散大へ）が生じます。

▼脳ヘルニアの発生機序

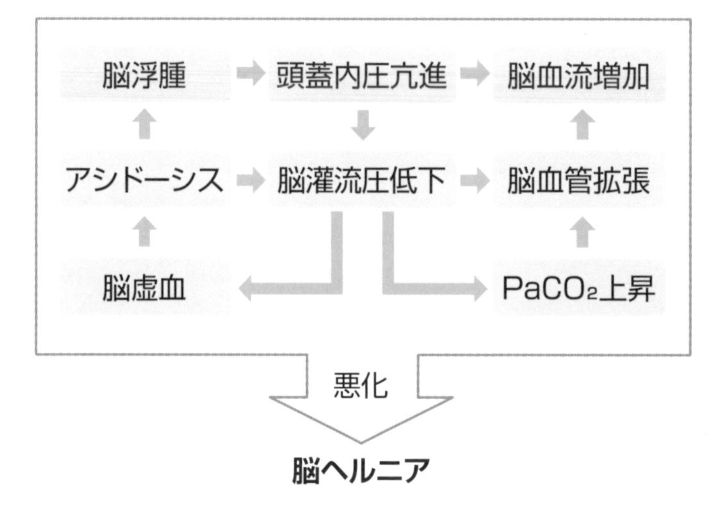

出典：病気がみえる Vol.7 脳・神経 第1版、医療情報科学研究所編、メディックメディア、2011年

眼の観察は、脳の障害を予測するのに
重要なのですね。
患者さん

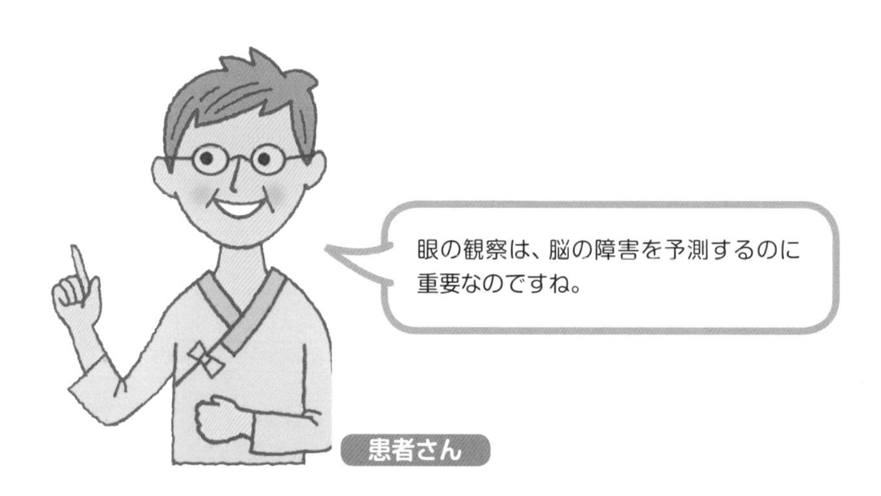

意識障害に伴う バイタルサイン変化と随伴症状

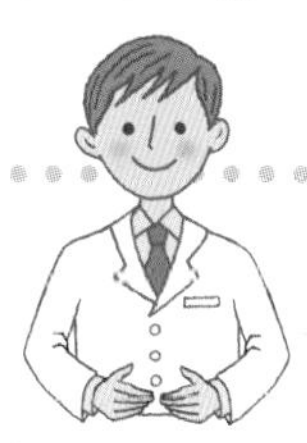

意識障害が生じた際にはバイタルサインと他の身体症状を観察し、随伴症状から疾患を予測し、臨床判断につなげることが重要です。

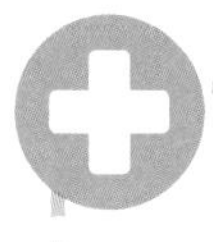

意識障害に伴うバイタルサイン変化

意識障害に伴いバイタルサインが変化した場合、緊急度や重症度が高い可能性が考えられます。救急患者マネジメント（Emergency Patient Management）においては、①1分評価、②生命維持、③初期治療、④事態予測が必要不可欠であるため、各バイタルサインの変化をチェックし、正確に報告することが重要です。

❶血圧に注目：高血圧の場合（収縮期血圧＞170mmHg）は一次性の脳障害による意識障害、低血圧（収縮血圧＜90mmHg）の場合、二次性脳障害による可能性が高くなる研究結果もあり、収縮期血圧評価が脳自体かそれ以外かの予測のひとつの指標となります。

❷呼吸に注目：脳自体の病変による意識障害ではチェーンストーク呼吸や頻呼吸、アシデミアの呼吸性代償としてクスマウル呼吸などが考えられます。

❸体温＋脈拍に注目：発熱・頻脈・発汗を伴う意識障害では、敗血症・甲状腺クリーゼ・熱中症・薬物中毒・セロトニン症候群などが予測できます。

❹血糖値に注目：実際の意識障害の場面では、低血糖による意識障害が見落とされがちです。糖尿病以外にも、敗血症・肝硬変・アルコール乱用・低栄養・内分泌疾患・小児の下痢・嘔吐などの病態により、低血糖を生じることもあります。意識障害がある場合には、必ず血糖値を確認する必要があります。

▼意識障害のときの全身状態の観察ポイント

瞳孔	対光反射
	瞳孔の大きさ・左右差
	眼球の位置（眼位）
	眼球運動
体温調整機能	体温、熱型、体熱感
	外傷、感染、悪寒、戦慄、発汗、冷汗
	検査データ（頭部CT検査、血液検査）
循環機能	脈拍、心拍数、リズム、血圧
	出血、顔色・、チアノーゼ、粘膜の色調
	検査データ（心電図・中心静脈圧・動脈血ガス）
運動機能	運動の麻痺（左右差・部位）
	姿勢・体位の保持（ロンベルグ試験）
	徒手筋力測定（MMT）
	反射（バビンスキー反射）
	除皮質硬直肢位、除脳硬直肢位
	感覚系（触覚、痛覚、温度覚）
	言語（失語、構音障害）
	協調運動（指鼻指運動）
呼吸機能	呼吸数、リズム、肺音の大きさ、左右差、副雑音の有無、深さ、胸郭の動き、呼吸の型
	外傷、咳嗽、痰、吃逆、喘鳴、チアノーゼ
	検査データ（胸部X線検査・Hb値・動脈血ガス）

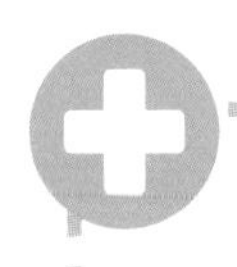

意識障害に伴う随伴症状

意識障害に伴う随伴症状を次の表に示します。

▼意識障害に伴う随伴症状

	随伴症状	予測される疾患
一次性脳障害	突発する頭痛	くも膜下出血
	頭痛、発熱、髄膜刺激症状	脳炎、髄膜炎、膿瘍
	嘔吐	脳炎、髄膜炎、脳腫瘍、頭蓋内血腫、脳梗塞、脳出血
	けいれん	てんかん、脳炎、脳腫瘍
	神経局所徴候	脳梗塞、脳出血、脳挫傷、脳炎、脳腫瘍
	外傷	脳挫傷、頭蓋内血腫
二次性脳障害	冷汗、頻脈	低血糖
	クスマウル呼吸、アセトン臭	糖尿病性ケトアシドーシス
	アンモニア臭	高アンモニア血症
	羽ばたき振戦	高アンモニア血症、尿毒症、高炭酸ガス血症
	発熱、頻脈、多汗、眼球突出	甲状腺中毒症
	発熱、下痢、皮膚色素沈着	副腎皮質機能不全
	チアノーゼ	低酸素血症
	高体温	重症感染症、熱中症
	低体温	アルコール中毒、循環不全

※一次性脳障害と二次性脳障害の分類については36ページを参照。

column

臨床推論

臨床推論が看護の世界でも注目されていますが、広義には「臨床医が特定の状況下で、最良の判断に基づく行動を起こすことを可能にするための思考プロセス」(Cervero1988)と定義され、診断・治療・モニタリング・予後などの判断が必要な場面において臨床推論が関わっているといわれています。近年、一般的には「診断にいたる思考プロセス」として用いられ、日本でも診療看護師(NP＊)は大学院修士課程にて臨床推論を含む内容を学んでいます。看護師が臨床推論を学ぶことは、患者の緊急度と状態変化の判断に有用であるといわれています。看護師が臨床推論に基づき、患者の重症度と緊急度を判断・報告することは、医師による患者の正確な状態の把握、適切な診断への貢献につながるのです。

＊NP　Nurse Practitioner(ナース・プラクティショナー)の略。「日常的な臨床検査も実施しながら患者さんの状態を包括的にアセスメントし、必要な患者さんに対しては、薬物の処方もできる看護職」)と定義され、大学院修士課程で教育を受けた看護職として活躍している。
出典:草間 朋子:【「多職種連携」&「業務分担」の最前線 医師・看護師不足をいかに補うか】「多職種連携」と「業務分担」で医療のあり方を見直す、保険診療、64(7):31-39、2009

意識障害の原因・指標

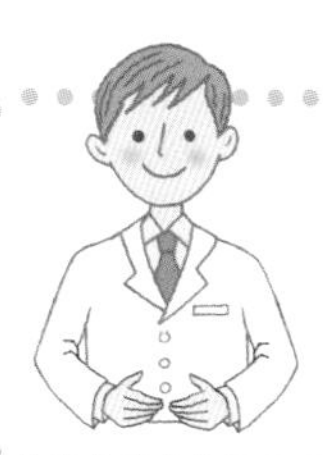

看護師は24時間患者さんの状態を観察し、バイタルサインの変化から臨床の経過を予測し、異常の早期発見、つまり急変を起こさせないための評価・アセスメントを常に行っています。

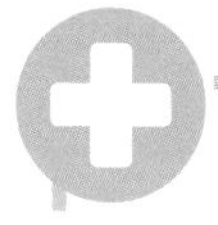

急変とは

急変とは「バイタルサインの変化を伴う生命の危機のこと」です。皆さんには各章においてバイタルサインの意義や具体的な測定方法、得られた情報・結果からの評価・アセスメントを学んでいただき、急変を起こさせないための看護実践能力を培っていただきます。しかし、臨床の場では予期せぬ急変が生じる場合もあります。急変の際に最初に確認すべきバイタルサインは意識・呼吸・脈拍ですから、ここでは意識障害の原因・指標を学んでいただき、適切な評価・アセスメントから全体的な予測、報告も含めた適正な対応ができるようにしましょう。

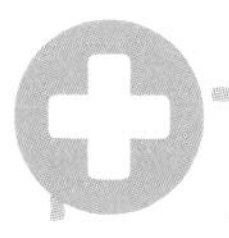

一過性・持続性の意識障害の違い

突然の意識障害は、一過性と持続性に分けられます。一過性の意識障害は、失神、一部のてんかん発作、くも膜下出血(一度)であり、持続性の意識障害には脳幹の一次性病変や脳ヘルニアによる脳幹圧迫、大脳の広範囲な障害(一次性脳障害と二次性脳障害)があります。

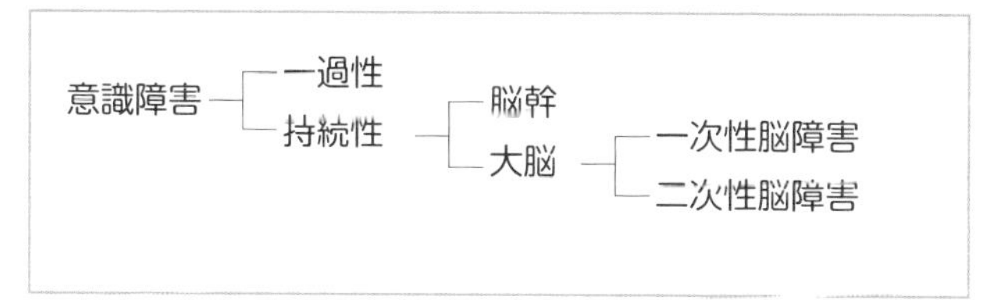

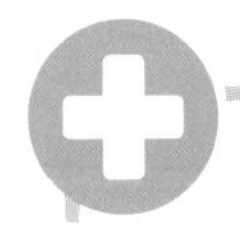

意識障害の原因

覚醒ならびに意識内容のメカニズムの説明(p.19～20参照)で、上行性網様体賦活系(意識の量)と視床下部辺縁系賦活系(意識の質)からの大脳皮質への伝達により意識が保たれていることを説明しました。持続性の意識障害は、脳自体に障害を生じる**一次性脳障害**と、脳以外の原因によって脳血流や代謝の異常を生じ、二次的に脳幹や大脳皮質の機能低下が生じる**二次性脳障害**に分けられます。

▼意識障害の原因

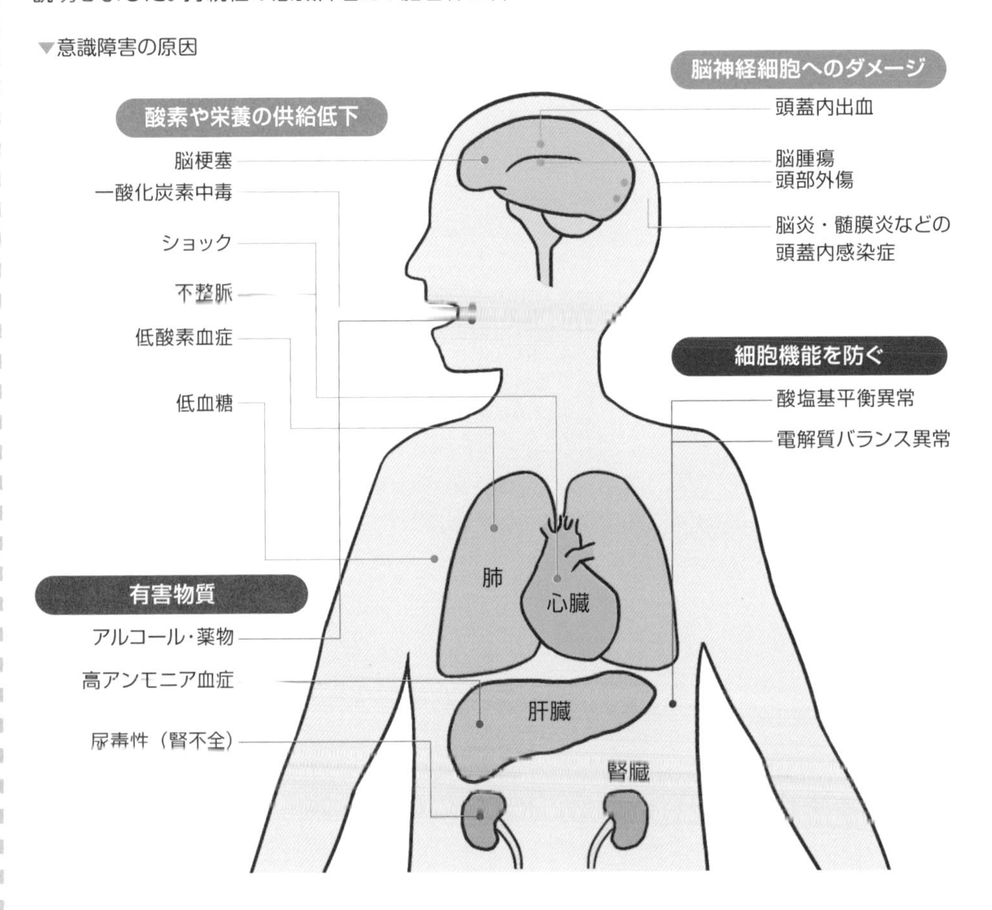

一次性脳障害は、頭部外傷・脳血管障害・脳腫瘍などにより脳の特定の部位が機能低下を起こした結果として意識障害が生じる場合と、脳炎・髄膜炎など中枢神経感染症やてんかんなどの脳全体の浮腫や機能異常によって生じる場合があります。頭蓋内圧が亢進し、意識障害だけでなく脳ヘルニア徴候、髄膜刺激症状がみられる場合もあります。バイタルサインは安定していても、痛み刺激に対する反応の左右差、言語反応や運動反応の変化、神経学的所見の左右差(片麻痺、瞳孔不同、共同偏視、視野異常、失語症などの有無)、髄膜刺激症状(項部硬直)の有無を観察する必要があります。

二次性脳障害は、「脳梗塞、一酸化炭素中毒、低血糖、不整脈、ショックなどによる脳神経細胞への酸素・栄養の供給低下や途絶」「アルコール、薬物、アンモニア、尿素窒素などの代謝産物などの有害物質からの脳神経細胞への影響」「酸塩基平衡異常・電解質バランス異常などの細胞機能の弊害」があります。

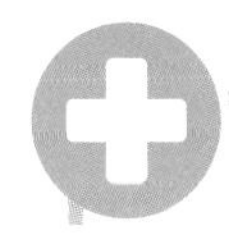

意識障害の鑑別診断（AIUEOTIPS）

意識障害の鑑別診断として、救急外来などの場ではAIUEOTIPSが用いられています。一般外来や一般病棟の場であっても看護師として勤務している限り、意識障害などの急変の場に遭遇することはありますから、前述した意識障害の原因もしくは鑑別診断のどちらかを覚えておきましょう。

大切なことは、意識障害に遭遇した際に、脳自体とそれ以外の原因の両方を想起できるかどうかです。遭遇した際の看護師の観察とその後の判断によって、初期対応までの時間が大きく変わり、患者さんの生命ならびに障害の程度に大きく影響するのです。

▼意識障害の鑑別診断（AIUEOTIPS）

A	Alcohol：急性アルコール中毒	T	Trauma：頭部外傷 Temperature：低体温・高体温
I	Insulin：低血糖、糖尿病性ケトアシドーシス、高浸透圧性昏睡	I	Infection：脳炎・髄膜炎
U	Uremia：尿毒症	P	Psychiatric：精神疾患
E	Encephalopathy：脳症 Electrolytes：電解質異常（p.120参照） Endocrine：内分泌	S	Stroke：脳卒中、胸部大動脈解離 Seizure：痙攣（けいれん） Shock：ショック（p.83参照） Syncope：失神（p.40参照）
O	Oxygen：低酸素・CO中毒・シアン中毒 Overdose：薬物中毒		

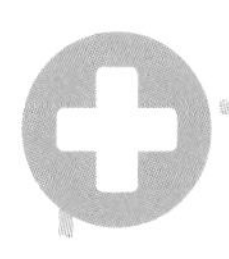

意識障害の初期対応

意識障害の初期対応として、❶意識レベル、❷呼吸状態の確認、生命維持に不可欠な体内への酸素取り込みと組織への酸素供給が保たれているか確認するためにSpO_2測定、❸脈拍、❹血圧などのバイタルサイン測定、❺その他身体症状の観察とともに、❻簡易血糖測定、❼血算・生化学などの血液検査、❽血液ガス分析、❾心電図、❿胸部画像診断の実施に迅速につなげることが重要です。意識障害の多くは脳血管障害に起因しますが、二次性の脳血管障害も否定できない限りは、バイタルサインとその他の身体症状、検査結果（値）の組み合わせからアセスメントし、適切な初期対応をすることが重要です。

また、呼吸障害による低酸素血症からの意識障害、意識障害からの舌根沈下による気道閉塞が、低酸素血症の悪化へとつながる可能性もあるため、刻一刻と変化する身体症状を経時的に計測・観察し、報告する必要があります。

代表的な意識障害

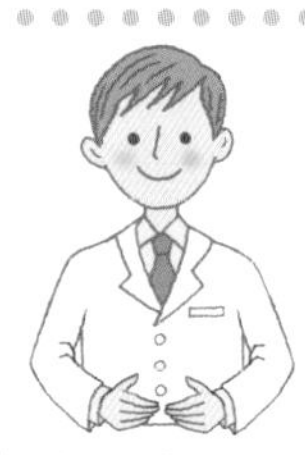

意識障害に遭遇した際に適切な初期対応を行うためには、意識障害の原因や予測される疾患を想起できるかが臨床判断において非常に重要になります。ここでは代表的な意識障害における身体症状と対処方法を把握し、適切な対応につなげられるようにしましょう。

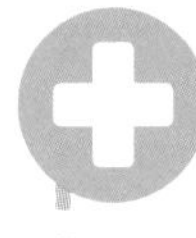

脳血管障害

脳血管障害とは、血管病変が原因で引き起こされる脳疾患の総称のことです。血管病変には、血管が破綻することで起こる出血性疾患と、血管の閉塞や狭窄（きょうさく）に伴う虚血性疾患があります。脳血管障害の中でも、脳卒中は生命に危機を及ぼす可能性、片麻痺や構音障害などの後遺症により日常生活に影響を及ぼす可能性が高いため、早期に発見し、医師に報告することで適切な検査・治療につなげる必要があります。

▼脳血管障害の分類（臨床的分類）NINDS-Ⅲ＊

<table>
<tr><td rowspan="11">脳血管障害の分類</td><td colspan="4">無症候性脳血管障害</td></tr>
<tr><td rowspan="8">局所性脳機能障害</td><td colspan="3">TIA（一過性脳虚血発作）</td></tr>
<tr><td rowspan="7">脳卒中</td><td colspan="2">脳出血</td></tr>
<tr><td colspan="2">クモ膜下出血</td></tr>
<tr><td colspan="2">動脈奇形よりの頭蓋内出血</td></tr>
<tr><td rowspan="4">脳梗塞</td><td>アテローム血栓症</td></tr>
<tr><td>心原塞栓性</td></tr>
<tr><td>ラクナ</td></tr>
<tr><td>その他</td></tr>
<tr><td colspan="4">血管性認知症</td></tr>
<tr><td colspan="4">高血圧性脳症</td></tr>
</table>

＊NINDS-Ⅲ　米国NIH Ad Hoc Committee 分類第3版（1990）による脳血管障害の分類（Classification of cerebrovascular disease）。

▼脳卒中重症度評価スケール（NIHSS ＊）

項目	内容
1.a. 意識水準	
0	完全に覚醒、的確に反応
1	簡単な刺激で覚醒
2	反復刺激や強い（痛み）刺激で覚醒
3	反射的運動や自律的反応以外は無反応
1.b. 意識障害（現在の月名と年齢を質問）	
0	両方正解
1	一方に正解
2	両方とも不正解
1.c. 意識障害（開閉眼と握手）	
0	両方遂行可能
1	一方のみ遂行可能
2	両方とも遂行不可能
2. 最良の注視	
0	正常
1	部分的注視麻痺
2	固定した偏視あるいは完全注視麻痺
3. 最良の視野	
0	視野欠損なし
1	部分的半盲（1/4盲を含む）
2	完全半盲
3	両側性半盲（皮質盲を含む全盲）
4. 顔面麻痺	
0	正常
1	軽度の麻痺（鼻唇溝の平坦化、笑顔の不対称）
2	部分的麻痺（顔面下半分の麻痺）
3	完全麻痺（顔面上半・下半ともに麻痺）
5. 上肢の運動：座位90°、仰臥位45°に挙上し10秒間維持させる	
5.a. 右上肢	
0	下垂なし
1	90°挙上できるが、10秒以内に下垂する
2	重力に抗するが、10秒以内に落下する
3	重力に抗して運動ができない
4	全く動かない
5.b. 左上肢	
0	下垂なし
1	90°挙上できるが、10秒以内に下垂する
2	重力に抗するが、10秒以内に落下する
3	重力に抗して運動ができない
4	全く動かない
6. 下肢の運動：仰臥位で30°挙上し5秒間維持させる	
6.a. 右下肢	
0	下垂なし
1	30°に挙上できるが、5秒以内に下垂
2	重力に抗するが5秒以内に落下
3	重力に抗して運動ができない
4	全く動かない
6.b. 左下肢	
0	下垂なし
1	30°に挙上できるが、5秒以内に下垂
2	重力に抗するが5秒以内に落下
3	重力に抗して運動ができない
4	全く動かない
7. 四肢運動失調	
0	失調なし
1	1肢に存在
2	2肢に存在
8. 感覚	
0	正常
1	軽度ないし中等度
2	高度（全感覚障害）
9. 最良の言語	
0	正常、失語なし
1	軽度～中等度の失語
2	重度の失語
3	無言または全失語
10. 構音障害	
0	正常
1	軽度～中等度
2	高度（理解不能）
11. 消去・無視	
0	なし
1	視覚、触覚
2	重度の障害
	合計点＝　　　　/42点

＊**NIHSS**　National Institutes of Health stroke scaleの略。脳卒中重症度評価スケールとして世界的に最も広く利用されている評価法のひとつ。リスト順に施行し、合計得点にて評価する。0点が正常で、点数が高いほど重症であることを示す。

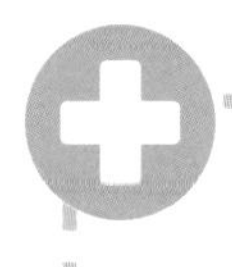

失神

誘因により発作的に発現し、短時間のうちに回復する一過性の意識障害のことを失神といいます。脳内の血流動態の異常により、脳神経組織が必要とする酸素や代謝に必要な物質が欠乏し、意識障害が生じると考えられています。失神の分類としては、血管拡張性失神、心臓性失神、血圧調節障害による失神（起立性低血圧）、脳血管系疾患による失神、神経反射による失神、頸動脈洞性失神、咳嗽性失神、排尿後失神、舌咽神経痛による失神、潜水時の失神、非心血管性失神（低酸素症・低血糖・過換気症候群・てんかん・めまい・ヒステリー・片頭痛）があります。

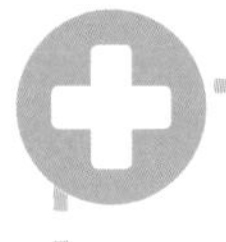

肝性脳症による昏睡

肝臓機能の低下に伴い、中枢性の症状として意識障害が発症することを指します。肝硬変や肝炎などの悪化に伴い、本来肝臓で解毒されるアンモニアなどの有害物質が体内に蓄積することが原因と考えられています。肝性脳症の昏睡度は5段階に分類されており、昏睡度1は昼夜睡眠覚醒サイクルの逆転や興奮と抑うつ、だらしなさを気にしない、などがあげられます。昏睡度2は軽い傾眠状態であり、異常行動、物を置いた場所や時間の忘れ、羽ばたき振戦が生じます。昏睡度3は極度のおびえ、興奮状態等の昏迷状態、昏睡度4は痛みや刺激に対する反応のある昏睡状態、昏睡度5は痛みや刺激に対する反応のない昏睡状態を示します。

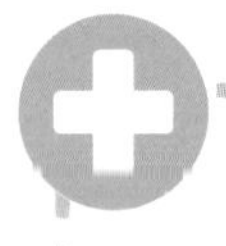

糖尿病性昏睡（高血糖性昏睡）

糖尿病の急性増悪により神経学的異常が生じた状態であり、糖尿病性ケトアシドーシスと高浸透圧性高血糖状態に分けられます。糖尿病性ケトアシドーシスは、インスリンの極端な欠乏とインスリン拮抗ホルモンの増加により高血糖（≧250mg/dL）、高ケトン血症、アシドーシス（pH<7.30、重炭酸塩濃度<18mEq/L）をきたした状態にあり、緊急な対応が必要です。また、高浸透圧性高血糖状態は糖尿病の代謝性合併症であり、重度の高血糖（600mg/dL）、極度の脱水、血漿（けっしょう）浸透圧高値（≧320mOsm/L）により昏睡状態に至ります。

脳卒中は早期に発見していただくことで、適切な検査や治療につながるのですね。
患者さん

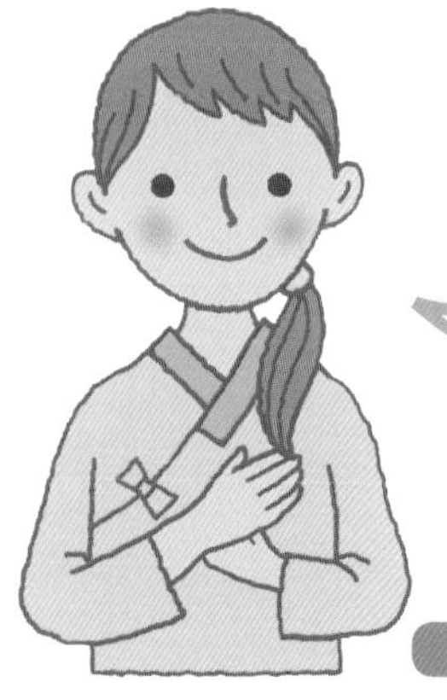

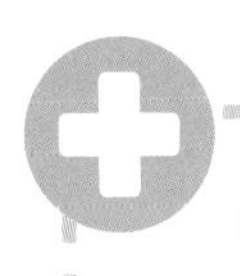

低血糖性昏睡

低血糖の状態が悪化することによって起きる症状であり、意識障害から痙攣、昏睡状態に至ります。重症低血糖は「血糖値が50mg/dL以下で意識障害があり、受診・治療に第三者の援助を必要とする低血糖」と定義されています。

▼低血糖の症状

	交感神経症状	中枢神経症状
自覚症状	不安、神経質、心悸亢進	頭痛、かすみ目、一過性複視、異常知覚、空腹感、嘔気、倦怠感、眠気
他覚所見	顔面蒼白、冷や汗、低体温、振戦、頻脈、高血圧、瞳孔拡大	意識障害、錯乱、奇異行動、発語困難、興奮、せん妄、嘔吐、傾眠、失語、失調、眼振、麻痺、痙攣、昏睡、浅呼吸、徐脈

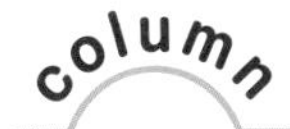

急性発症・高齢者および小児の意識障害の特徴

米国の救急外来に関する調査によると、急性発症の意識障害の最終診断は、脳神経疾患28%、中毒性疾患21%、外傷14%、精神疾患14%、感染症10%、内分泌代謝疾患5%とのことです。

また、高齢者における意識障害の特徴としては以下があげられています。

①感染症、脱水、代謝異常など脳以外の病変による意識障害
②基礎疾患治療による可逆的な意識障害
③脳卒中（特に脳梗塞）と代謝性要因による意識障害
④薬物過多などの医療的要因による意識障害
⑤自発性低下や意欲減退、認知障害や精神症候の合併による意識障害の発見の遅れ

小児の意識障害の特徴としては以下があげられています。

①幼児期は約5～10%の頻度で有熱時に痙攣（熱性痙攣）の診断
②小児期はてんかんの発症が多い年齢であり、てんかんの頻度は約1%弱
※小児に特徴的な発作型として欠神発作があり、過呼吸で発作が誘発
③乳幼児期の意識障害の原因として先天性代謝異常症の鑑別
④乳幼児期のウイルス性疾患による発熱では急性脳症の鑑別
⑤短時間の意識障害は、てんかん性の欠神発作や複雑部分発作、失神の可能性

このように、意識障害の発症状況と発症年齢により特徴が異なります。意識障害の場面に遭遇した場合には、意識状態と合わせて、バイタルサイン変化・神経学的所見・随伴症状を観察し、状況と年齢からも意識障害の原因予測につなげる必要があります。

MEMO

体温とは

体温は、バイタルサインの中でも最も身近で、
家庭でもふだん測定されているものです。
しかし、日本で最もよく普及している腋窩体温は、
正しく測定しないと低い値が出てしまうことや、
基本である熱の産生と放散のメカニズムなどをよく理解し、
看護職として正しいアセスメントと看護援助に生かしましょう。

体温とは

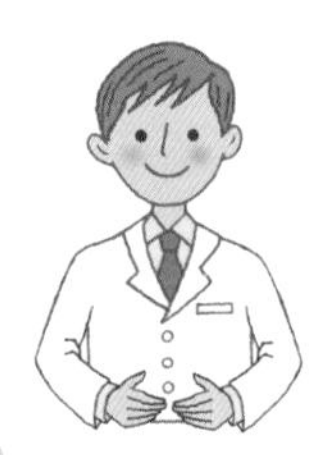

家庭でも体調不良のときはまず体温を測定するように、バイタルサインの中でも体温は最も身近なものですが、私たちの身体にとって体温はどのような意味をもつのか、なぜ、正常な場合、体温が一定に保たれているのか、体温が高くなる原因は何か、という基本の知識をもって体温の評価ができるようになりましょう。

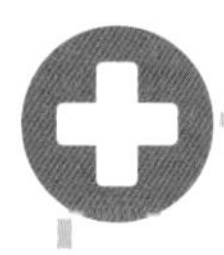

体温とは

私たち人間は、生命を維持するために酸素や栄養素を取り込み、不要な二酸化炭素や老廃物を排出します。取り込んだ物質は分解してエネルギーを産生し、新たな物質の合成に用いられていますが、エネルギーの出納を伴う生体内の化学反応を**代謝**と呼び、私たちの生命維持には欠かせないものです。この代謝活動には適度な温度が必要であり、私たち人間は、外部の温度の高低にかかわらず、代謝に必要な一定の温度を維持できる**恒温動物**です。バイタルサインとしての体温の意義は、この点にあります。

体温とは文字どおり「身体内部の温度」ですが、では、身体のどの部分の温度が真の体温といえるのでしょうか？　身体内部といっても部位によって温度には差があります。例えば、脳や肝臓、腎臓、消化器系の器官は常に活動しているため代謝が盛んで熱の産生が多く、放散が少ないため高温ですが、皮膚などは熱の産生が少なく放散が多いため低温です。理論的には心臓の左心室から送り出される大動脈の血液の温度が**深部体温**を反映しているともいわれますが、日常的にこの部位の温度を測定することは不可能ですから、私たちは、なるべく「深部」体温に近く、かつ測定しやすい部位を体温測定部位として測定しているわけです。

代表的な部位が、腋窩、口腔、鼓膜、直腸、膀胱などです。それぞれの体温測定方法については別途説明しますが、測定部位による温度の差は認められ、腋窩温が最も低く、次いで口腔温、鼓膜温（腋窩温より＋0.5～0.6℃程度）、最も高いものが直腸温（口腔温、鼓膜温より＋0.4℃程度）といわれています。

体温測定部位

私たち日本人は、体温測定というと「腋の下」で測るのが当たり前（最近では、鼓膜検温も普及してきましたが）ですが、これは世界共通ではないことをご存知でしょうか？　欧米の映画などで見たことがあると思いますが、欧米では**口腔検温**のほうが一般的です。そのために、体温計も「1家庭に1本」ではなく「1人1本」が当たり前ということもあるようです。上述のように、日本で一般的な**腋窩検温**は、測定値が他の部位に比べて最も低くなるため、測定時に「できるだけ高い温度」を測定できるように気をつける必要があります。

体温調節のメカニズム

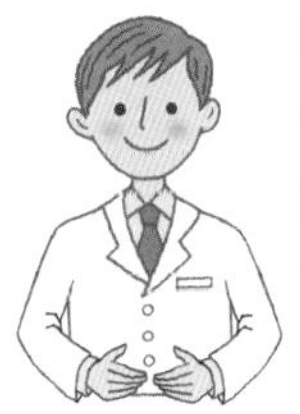

私たち人間は、熱の産生と放散のバランスを調整することによって、一定の体温を維持しています。このような、体温を一定に保つ仕組みを**体温調節機構**と呼び、視床下部にある体温調節中枢によってコントロールされています。

▼体温調節機構

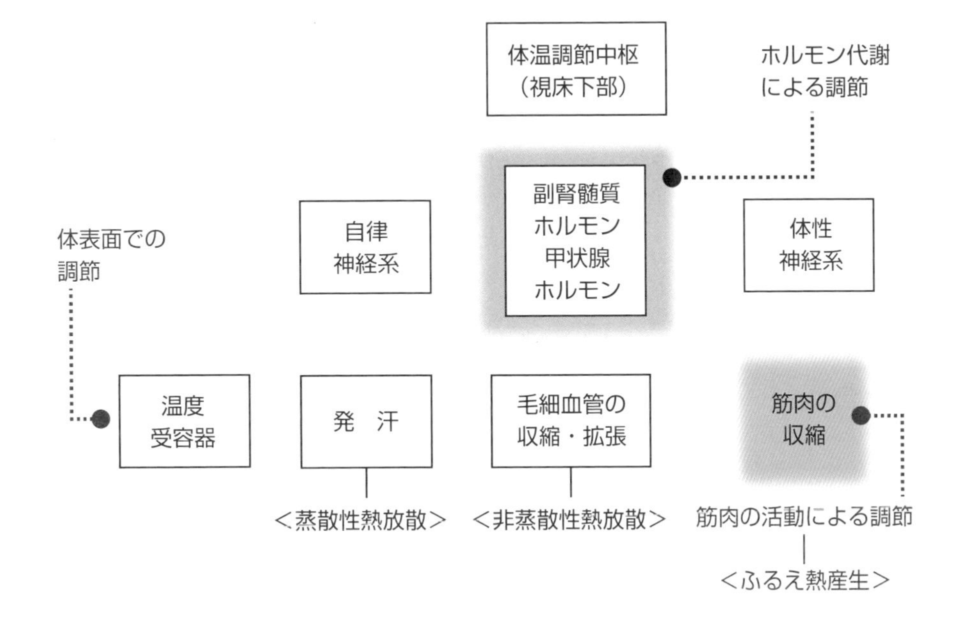

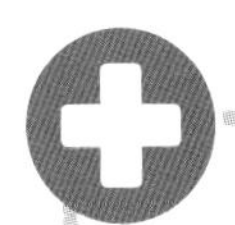

行動性体温調節反応と自律性体温調節反応

体温調節に関わる私たちの身体の反応は「行動性体温調節反応」と「自律性体温調節反応」とに分けられます（次ページの図参照）。**行動性体温調節反応**は、体温の維持・調節のための「意識的な行動」であり、体温維持に適した温度環境への移動、衣類の着脱、冷暖房を入れる、寒さのために身体を丸くする、暑さへのために身体を伸ばして体表面積を大きくする、などが含まれます。

自律性体温調節反応は、体温を維持・調節するために、主に自律神経支配臓器・器官を効果器として行われる生理反応であり、不随意反応です。熱産生の調節と熱放散の調節の2つがあり、熱産生は、骨格筋によるふるえ熱産生（シバリング）と褐色脂肪組織での非ふるえ熱産生があります。

熱放散の調節は、**蒸散性熱放散**と非蒸散性熱放散の2種類があります。蒸散性熱放散は、発汗による熱放散を促す反応や、気道や皮膚からの不感蒸泄に伴う熱放散があります。**非蒸散性熱放散**は、水分の蒸発を伴わず、熱が体表面から外気へ移動する現象であり、皮膚の血管の収縮・拡張による調節が代表的なものです。暑い場合、皮膚血管の平滑筋が弛緩し、血管径が拡張するため皮膚血流が増加し、体熱の放散が促進されます。寒冷環境では、逆に皮膚血管が収縮し、皮膚血流量が低下するため、体表面への体熱の移動および熱の放散が抑制されます。

▼体温調節法の種類と調節内容

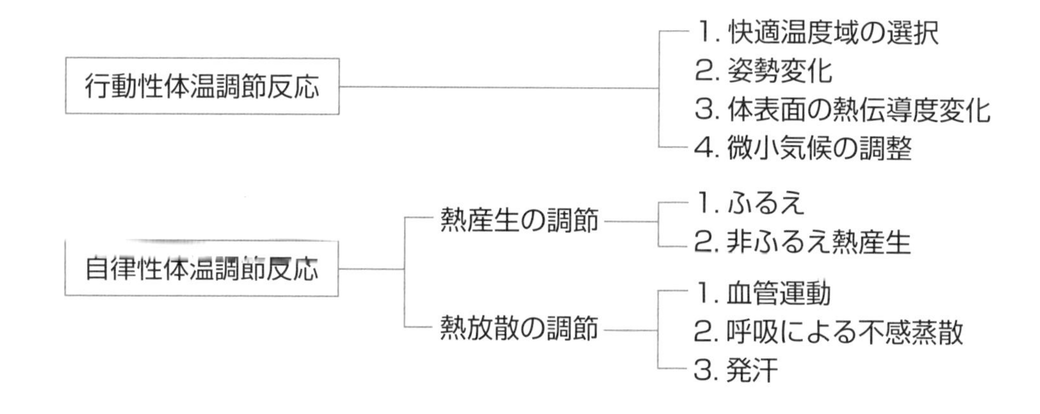

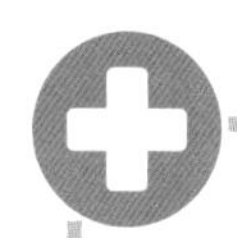

体温調節の原理

体温は、熱の産生と放散のバランスをとることで維持されています。

熱の産生は、体内での代謝の結果（基礎代謝）、骨格筋の筋肉運動、甲状腺ホルモンやアドレナリン、体温上昇そのものなどにより行われています。

熱の放散は、**輻射**（ふくしゃ）（身体と物体の間を熱が赤外線や電磁波として移動する現象）、**伝導**（身体と接している物体との間で熱が移動する現象）、**対流**（熱が温度差によって生じた空気の流れによって移動する現象）、**蒸発**（気道や皮膚からの不感蒸泄、発汗による熱の放散）により行われています。

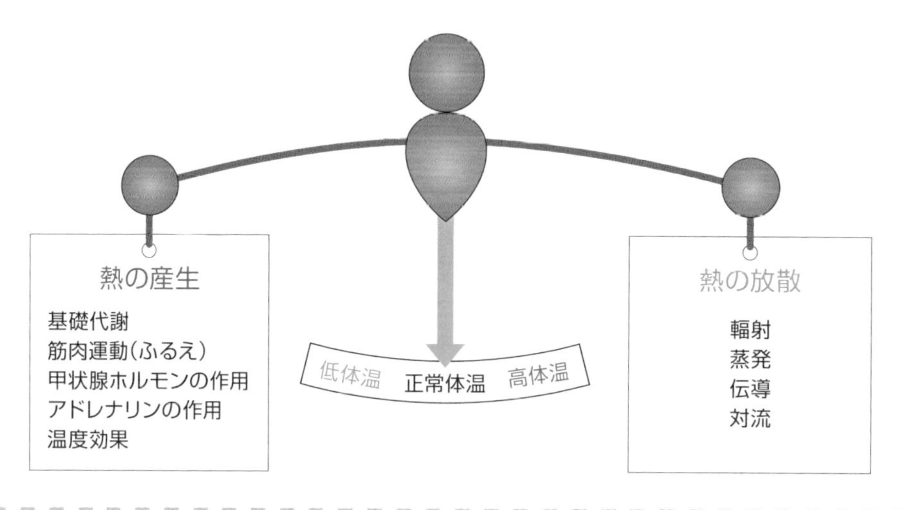

体温の測定：測定部位に応じた測定方法

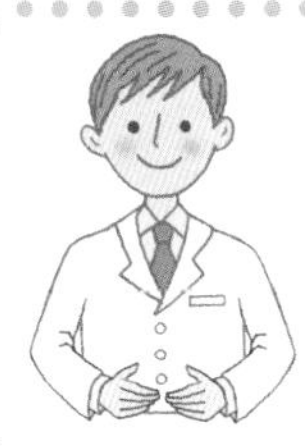

体温測定は、看護師でなくてもだれでも子供のときから行っている身近な行為です。しかし、専門職である看護師としては、測定部位による違い、対象に応じた方法を理解し、どのような測定方法であっても、常に最も高い体温測定ができることが重要になります。

測定前の確認：体温の生理的変動因子の考慮

体温の評価を行うためにも、病的な要因以外の以下の生理的変動因子を理解しましょう。

❶年齢：新生児や小児の体温は高く、10歳ごろに成人並みになります。また、高齢者は、基礎代謝が低下するため、若年者より平常の体温が低くなります。

❷日内変動：体温は1日のうちで変化し、午前2～6時が最も低く、午後3～8時が最も高くなります。ただし、その差は正常な場合は1℃未満です。

❸女性の性周期による変動：健康で妊娠可能な女性の場合、排卵前は低音期、排卵後は高温期となります。

❹活動や運動：運動や食事の後は代謝の亢進により体温が上昇します。入浴による影響では、入浴直後は体温の上昇がみられますが、その後、皮膚の末梢血管が拡張し血流量が増加することにより、熱放散が促進されて体温が低下します。

❺個人差：体温には個人差があり、平熱が人によって異なるため、体温評価はその人の平熱を基準として判断する必要があります。

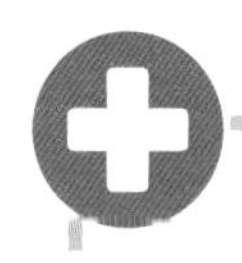

測定部位と測定時の留意点

体温測定のポイントとして、どの部位を測定する場合でも「最も高い温度が得られるように測定する」ことがあげられます。特に腋窩検温の場合はその点に留意します。

●腋窩検温

先に述べたように、体温測定部位の中では最も温度が低くなりますので、より高い温度が測定できるように、以下のポイントに気をつけましょう。

❶あらかじめ腋を閉じておく：腋窩を開放しておくと、一定の温度に達するまでに時間がかかり、正確な体温を測定できません。
❷腋窩の最深部に挿入できるように、前下方から後上方に向かって30～45度の角度で挿入し、体温計を密着させましょう。
❸汗を拭いてから測定する：発汗があると体温計が汗によって密着しないため、汗を拭き取ってから測定します。
❹健側で測定：一般に麻痺側は循環が悪いため体温が低くなるので、麻痺がある場合は健側で測定します。
❺側臥位の場合は上側で測定：下側の腋窩の血管が収縮するため、上側で測定します。
❻測定時間を守る：特に腋窩検温では、一定の温度に達するまで時間がかかるため、測定時間を守りましょう。
❼常に同一側で測定：一般に左右の肺には温度差があるため、常に同じ側で測定しましょう。

▼腋窩での体温計の挿入方法

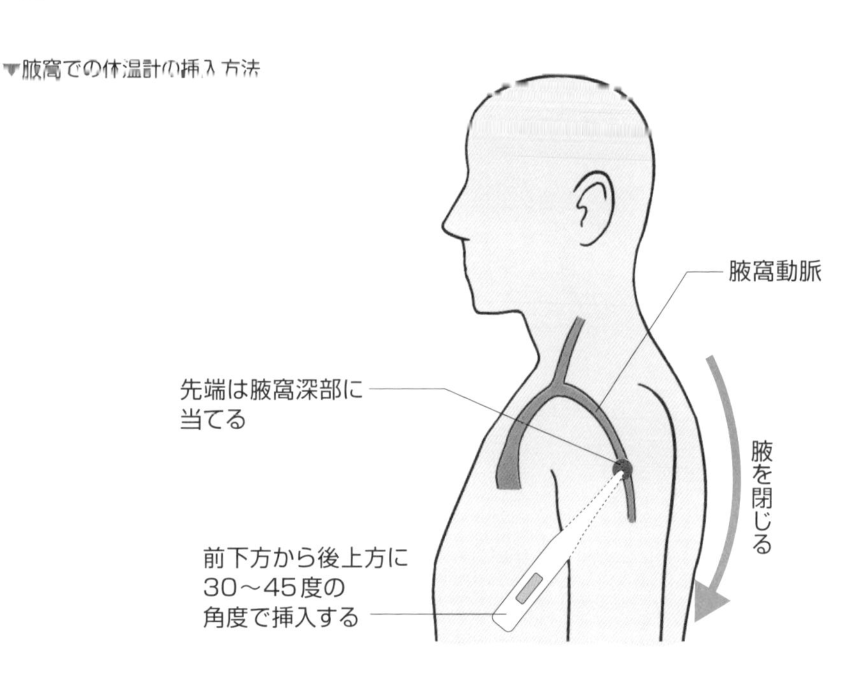

口腔検温

基礎体温の測定ではよく用いられますが、乳幼児や意識障害のある患者、呼吸困難がある患者、口腔内の疾患・障害がある患者では不適切です。測定する場合は、次のポイントに注意しましょう。

❶舌の下中央に体温計を挿入する：体温計は舌小帯を避けて舌下中央部に挿入し、測定中はしっかり口を閉じてもらう。

❷測定前に飲食したり話をしない：飲食や口を開けておくことは口腔内の温度に影響するため、測定直前に飲食や話をしていないか気をつける。

▼口腔での検温の方法

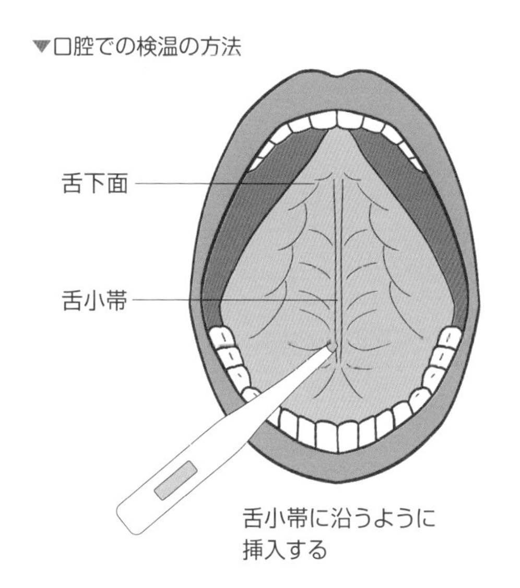

鼓膜検温

腋窩検温より短時間で測定できるため、特に時間をかけることが難しい乳幼児の体温測定に適しています。測定方法を誤ると正確な値が得られないため、以下のポイントを理解して測定しましょう。

❶プローブカバーは清潔な状態で使用する：清潔保持のためのプローブカバーが付いているものは、使用後は廃棄し、新しいカバーを付けてから測定する。カバーがないタイプを複数の患者で使用する場合は、アルコール綿で毎回消毒してから使用する。

❷正しい測定部位で測定する：鼓膜まで外耳道が直線になり、挿入した際に鼓膜からの赤外線量をプローブの先で正しく感知できるよう、耳介を後上方や外側に引き上げた状態で挿入し、測定する。特に成人では、子供より外耳道が狭くなっているため配慮が必要である。

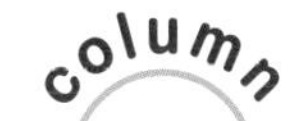

腋窩検温時の注意点

体温計は、患者さんも使い慣れているので、臨床でも患者さんに体温計を渡して自分で腋に挟んでもらう場合も多いと思いますが、腋窩検温で最も高い温度を測定するためには、正しい角度で正しい位置に挿入する必要がありますから、高齢の患者さんなどでは位置を確認したほうがよいです。また、片麻痺患者さんの場合、自分で体温計を挟んでもらうと、健側で体温計をもつため患側の腋に入れることになります。患側は健側より温度が低くなり、適切な体温測定ができないため、看護師が健側に体温計を入れましょう。

体温の異常と看護ケア

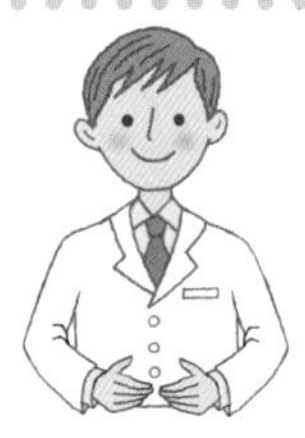

体温の測定結果を評価（アセスメント）することが重要です。体温は、個人差が大きいため、まずは対象の年齢に応じた「基準値＝平熱」からの評価を行い、その他、疾病、治療の経過に応じて、経時的に「熱型」をみることも必要です。

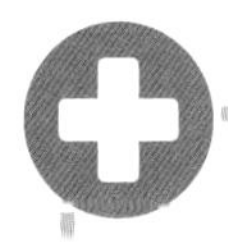

体温の異常

体温の異常は、大きく「高体温」と「低体温」に分類されますが、熱が高い場合も「発熱」と「うつ熱」の2種類があることに注意しましょう。また、それぞれの体温上昇のメカニズムを理解し、対象の状態に適した看護ケアを選択しましょう。

●**高体温**

体温が基準値より高い場合、「発熱」と「うつ熱」の2種類に分類されます。体温が上昇するメカニズムが異なりますので、そのことを理解し、看護ケアに生かしましょう。

▼熱型の主なパターン

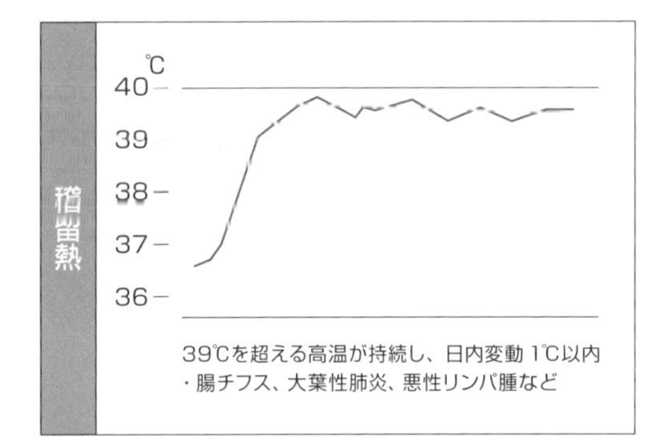

39℃を超える高温が持続し、日内変動 1℃以内
・腸チフス、大葉性肺炎、悪性リンパ腫など

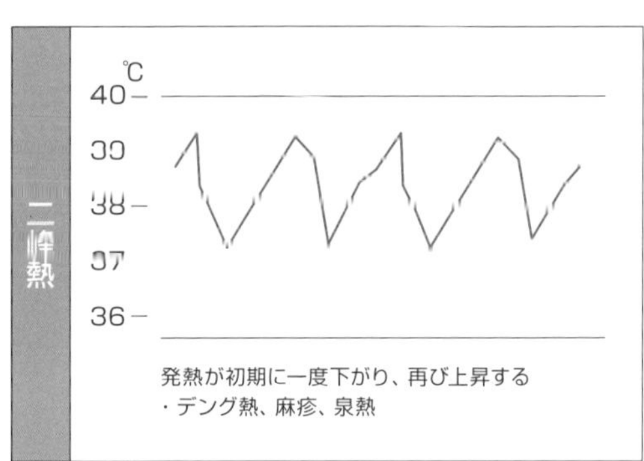

発熱が初期に一度下がり、再び上昇する
・デング熱、麻疹、泉熱

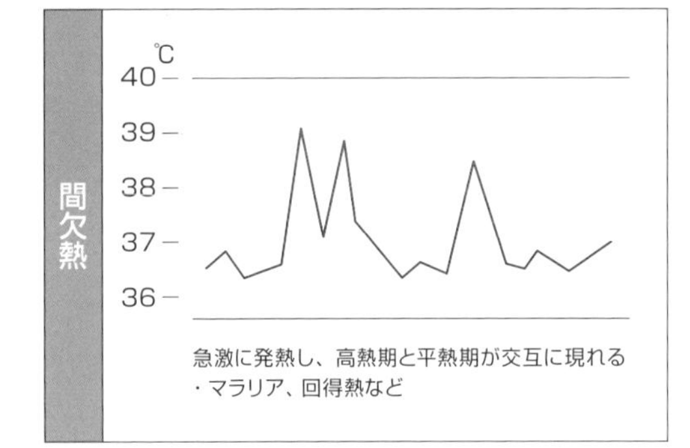

急激に発熱し、高熱期と平熱期が交互に現れる
・マラリア、回得熱など

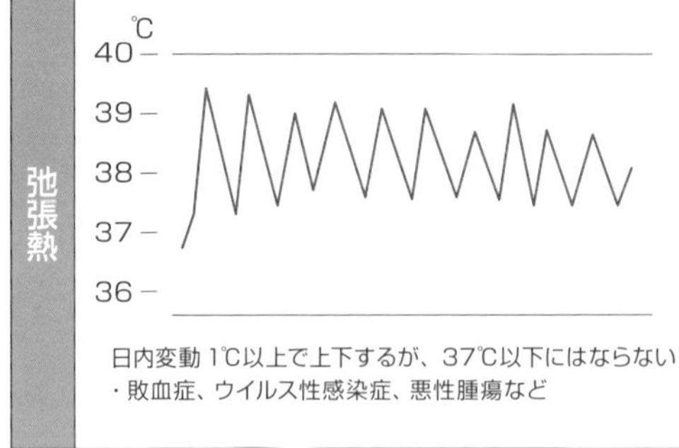

日内変動 1℃以上で上下するが、37℃以下にはならない
・敗血症、ウイルス性感染症、悪性腫瘍など

❶発熱

発熱とは、感染症、悪性腫瘍、薬剤、アレルギー、脳障害による体温調節中枢自体の異常など、様々な原因によって、体温調節レベル（セットポイント）が正常値より高い値に置き換えられてしまうことにより高体温が維持されている場合をいいます。

体温調節レベル（セットポイント）が高い値に引き上げられるため、体内では熱産生の促進、熱の放散の抑制が起こり、熱産生のために筋のふるえ（悪寒戦慄＝シバリング）、血管収縮が起こります。このようなときは、患者さんは異常な寒さを感じているため、掛け物を増やしたり、保温（電気毛布や温罨法など）に努める必要があり、氷枕などのクーリングを行ってはいけません。

体温が上昇し、血液の温度が体温調節レベル（セットポイント）の値まで到達すると、「熱の産生量＝熱の放散量」となり平衡状態となります。悪寒戦慄が治まり発汗がみられるようになったら、希望に応じてクーリングを行いましょう。また、このとき患者さんには、代謝亢進による発汗、倦怠感、心拍数増加、脱水による口渇などの症状が出現しますので、水分補給や清拭、寝衣交換、リネン交換などを行い、安静を促すなど、状態に応じた看護ケアを行います。

▼体温調節レベル（セットポイント）と発熱

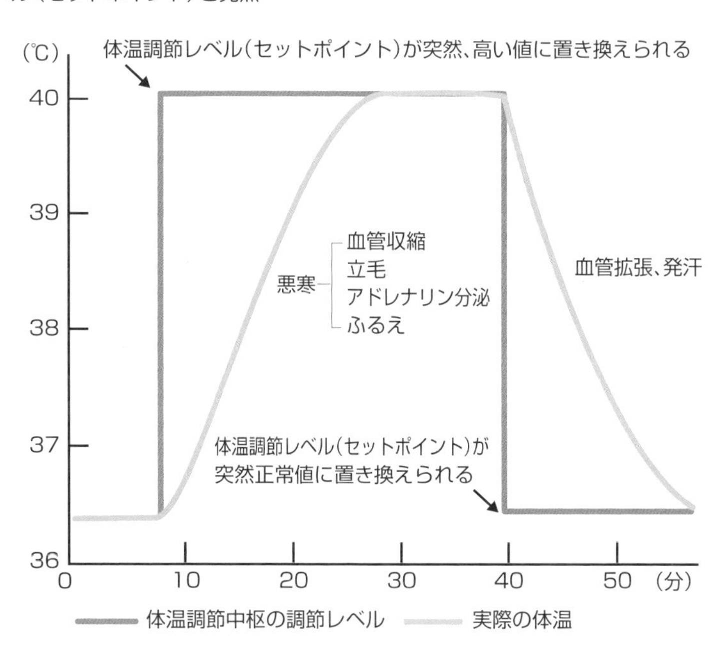

❷うつ熱

うつ熱は、体温調節レベル（セットポイント）は正常ですが、体熱放散の限界を超えて熱が産生され、体内に熱が蓄積された状態です。例えば、最近問題となっている熱中症がこれにあたり、環境温度が異常に高い場合や、高温多湿の環境で激しい運動をする場合などに起こります。

うつ熱の場合には、熱の放散を促す援助を行うことが第一優先です。風通しのよい涼しい場所で衣服を薄くし、冷たい水で絞ったタオルで全身を拭いたり、頸動脈、大腿部、腋窩等大きな動脈部を冷罨法（アイスノンなど）で冷やしたりして、熱の放散を促し体温を下げる工夫をしましょう。そのあと、水分補給も行い、経過観察をします。

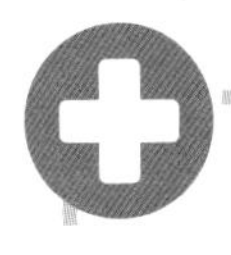

低体温

低体温は、深部体温が35℃未満の場合をいいます。原因として、体熱産生の低下による場合と、体熱の放散の増大による場合があります。例えば、雪山で遭難した場合は、外気温の著しい低下により体熱の放散が増大し、低体温となるわけです。この状態が一定時間以上続くと生命に危険が及びますので、ただちに対処することが必要です。

まずは、体熱の放散を防ぐことが重要であり、電気毛布や温罨法などで身体全体を温めたり、衣類や掛け物を調整します。部屋の温度を上げる、対流を調整するために窓を閉めるなどの環境調整も必要です。体熱の産生を促すためには、意識レベルに問題がなければ、食事の摂取、温かい水分の摂取を促すことも必要です。また、骨格筋の運動、血流をよくするためのマッサージも必要時には行いましょう。

体温測定の結果、高体温の場合は熱の放散を促す援助、低体温の場合は熱の産生を促す援助が必要になります。熱の産生・放散のメカニズムを理解し、医師に言われた解熱剤を投与するだけではなく、看護援助で行えるケアも考えられるといいですね。

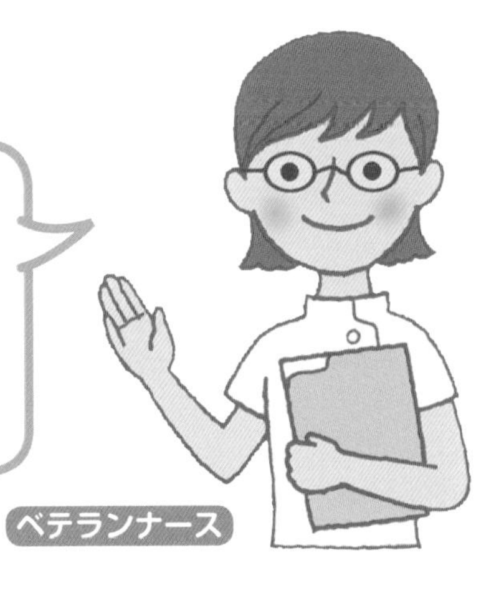

脈拍（心拍）

脈拍（心拍）は、心臓を中心とした循環器系の情報を得ることができる基本的なサインであり、体温・呼吸とともに3大バイタルサインともいわれているほど重要な項目です。
本chapterでは、脈拍のメカニズム、脈拍に影響を及ぼす要因、測定方法、脈拍異常とケアについて説明します。

脈拍（心拍）のメカニズム

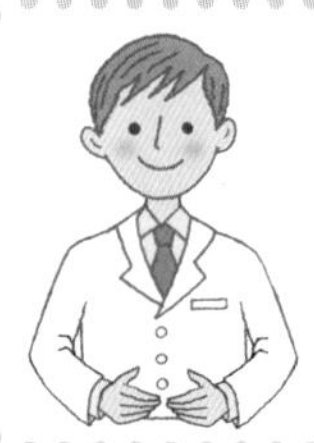

脈拍（pulse）とは、「心臓の拍動に基づいて、体表から触れることができる動脈の拍動」を指します。脈拍は、脈拍数だけでなく、脈拍の整・不整、性状、左右差について知ることができるため、心臓を中心とした循環器系の情報を得る重要な手段となります。

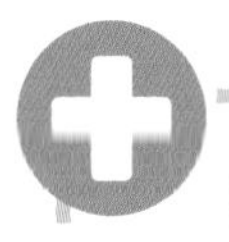

脈拍が触れることのできる動脈

人体には、皮膚の上から脈拍が触れることのできる動脈があります。総頸動脈、上腕動脈、橈骨動脈、尺骨動脈、大腿動脈、膝窩（しっか）動脈、後脛骨（こうけいこつ）動脈、足背（そくはい）動脈などの体表面に近い動脈です。

このような箇所で脈拍を触れることができるのは、心臓と動脈の機能が合わさって初めて成り立つものですから、心臓と動脈の理解を深めることができれば、必然的に脈拍のイメージもつかみやすくなります。そこで、まずは心臓と動脈の機能から、脈拍のメカニズムを紐解（ひもと）いていきましょう。

▼全身の脈拍触知部位

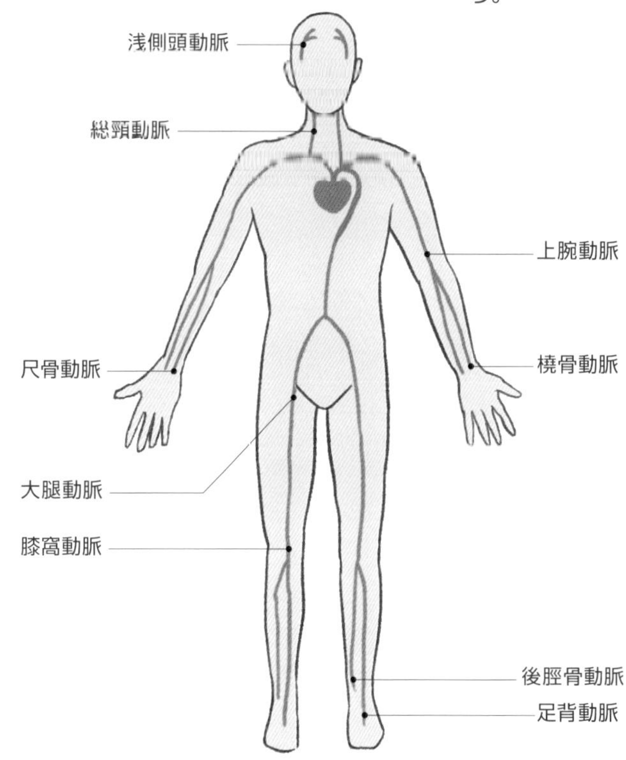

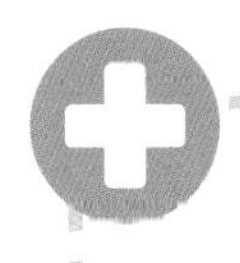

心臓の機能

脈拍のメカニズムで重要な機能を果たしている臓器は心臓です。心臓は、全身に血液を循環させる機能をもっていることから、「ポンプ」にたとえられていますね。このポンプ機能を果たすために、心臓は２種類の心筋を使っています。１つは発生した電気刺激を速やかに伝えるための特殊心筋、もう１つは収縮・拡張に携わる作業心筋です。２種類の心筋が正常に働くことで、一定のリズムで、一定の量の血液が全身へ押し出されるのです。

●刺激伝導系

心臓は1分間に60〜100回の間隔で周期的に興奮します。この興奮を引き起こしているのは電気的な刺激であり、決まった経路を通って流れます。右心房にある洞結節（洞房結節）からスタートし、心房全体、房室結節、ヒス束（そく）（His bundle）、左脚・右脚、プルキンエ繊維（Purkinje's fiber）へと興奮が広がることで、心房と心室は順序よく収縮して、血液が駆出（くしゅつ）されて（押し出されて）いきます。この心臓内に張りめぐらされた連絡路を刺激伝導系（特殊心筋）といいます。刺激伝導系で重要なことは、刺激伝導系の経路を覚えるだけではなく、連絡路各所を通る意味を理解することです。

まず、電気的興奮のスタート地点である洞結節は、自発的に電気を発生させる能力をもち（心臓の自動能）、ペースメーカーとなって心臓の収縮を指令するための電気的興奮の周期を決めています。この刺激が心房全体を刺激し、房室結節へ向かいます。

房室結節も、洞結節と同様のペースメーカーの能力をもっており、心房で異常な興奮が起こった場合にはストッパーとして、心室に異常な興奮を伝えない仕事をしています。

房室結節を通過した電気的興奮は、直下にあるヒス束へと伝えられます。ヒス束を出た電気的興奮は、心室中隔を下がり右心室に向かう右脚と、左心室に向かう左脚に枝分かれしていきます。そして、右脚・左脚から、プルキンエ繊維へ電気的興奮が伝わります。このプルキンエ繊維が心筋細胞へ興奮を伝える末端であり、洞結節からの電気的興奮の連絡路はここが最後になります。

心電図は、心臓の電気的興奮を体表面から記録しているものです。つまり、心電図が示す波形は、刺激伝導系と関連しているのです。

心電図の各波形の成因は、それぞれ「P波＝心房の興奮」、「QRS波＝心室筋の興奮」、「T波＝心室の興奮消退」を反映しています。心電図を視覚的に理解するうえでも、刺激伝導系の知識が重要となります。

▼刺激伝導系と心電図

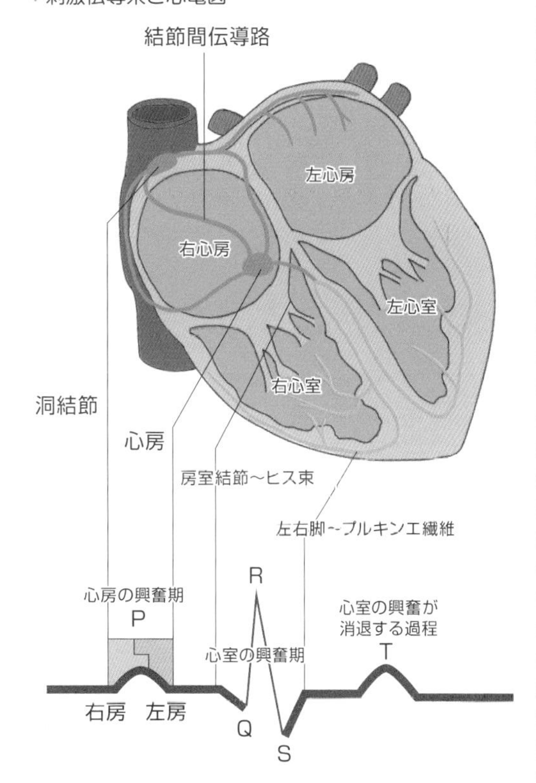

● **心臓の収縮・拡張**

心臓は1回の拍動で約80mLの血液を全身に送り出します。この「ポンプ」の役割ができるのは、すでにお話しした心臓の電気的興奮が機械的な収縮へとつながっているからです。

洞結節から発生した電気的刺激が心房を興奮させたとき、心房は収縮を始め、左心室へと血液が流入して拡張していきます。このとき、血液が左心室へ流入できるように僧帽弁は開放され、左心室に血液がとどまるように大動脈弁は閉鎖されています（**拡張期**）。

そして、電気的刺激がプルキンエ繊維を伝わり心室を興奮させたとき、心室は収縮を始め、左心室から大動脈へと血液が送り出されるのです。このとき、血液が大動脈へ駆出されるように大動脈弁は開放され、左心房に血液が逆流しないように僧帽弁は閉鎖されています（**収縮期**）。

このように、心臓は電気的興奮により、周期的に収縮と拡張を繰り返しながら、大動脈を経由して全身へ規則的に血液を送り出します。これを**駆出**と呼びます。

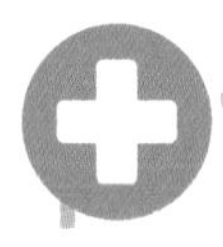

動脈の拍動の伝達

収縮期に、血液は左心室から大動脈へ駆出されることは説明しました。では、血液が押し出されるだけで、末梢まで血液は届くでしょうか。そこには、動脈は弾性に富んでおり、血管に圧がかかって膨張しても、元に戻る伸展性が関わっています。これを**弾性エネルギー**と呼びます。

血液が左心室から大動脈に押し出されると、その拍動により大動脈壁に弾性エネルギーが蓄えられます。この弾性エネルギーは、さらに血管壁を通して、末梢の動脈へ伝えられていきます。これを**脈波**と呼び、橈骨動脈等に触れたときに脈拍として触知できるという仕組みです。

▼心臓の収縮・拡張と拍動の伝達

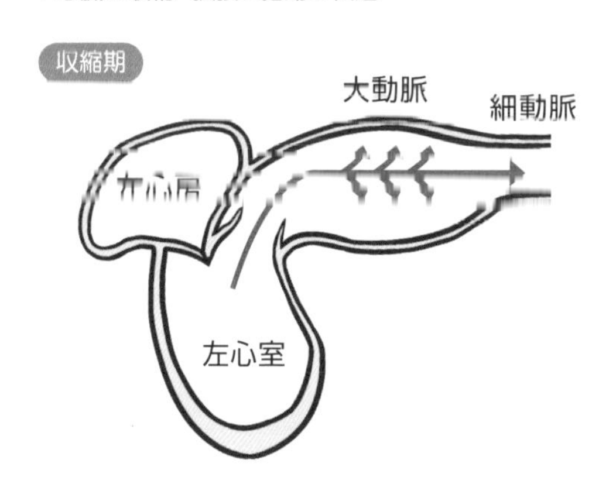

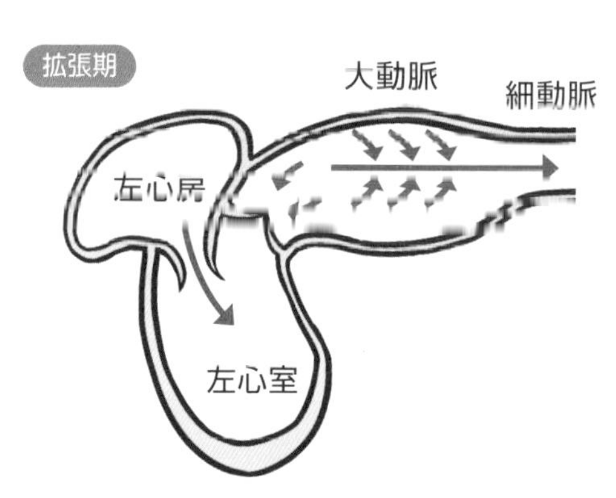

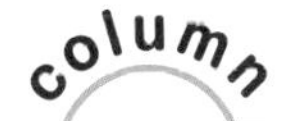

脈拍数(pulse rate)と心拍数(heart rate)の違い

原則として、脈拍数と心拍数は同数値となるため、一般的には同義として扱われます。しかし、厳密には脈拍数と心拍数は異なる意味をもちます。

では、どのような場合に脈拍数と心拍数に差が生まれるのでしょうか。

脈拍数とは、全身の動脈に生じる拍動数を指します(動脈に触れてわかる数)。一方、**心拍数**とは、心臓が全身に血液を送り出す拍動数を指します(心臓が収縮した数)。後述する期外収縮のような場合を例とすると、刺激伝導系から逸脱した形で心室が早期の収縮を起こすので、心臓から十分に血液が送り出されていない状況となります。この場合、血液が十分に送り出されていないので、動脈は弾性エネルギーを蓄えられず、末梢動脈で拍動は認められません。一方、心臓は早期の収縮とはいえ、収縮はしているので、心拍数はカウントされます。

臨床においては、脈拍数を計測するパルスオキシメーターや、心拍数を計測する心電図といった医療機器を活用されていると思います。これらの医療機器を使用する際には「何を測定しているのか」を正確に把握してください。そのことが、対象者の状態を把握するためには「このデータだけで事足りるのか?」と考えることにつながり、よりよい看護に結びつきます。

▼心電図と脈拍の関係

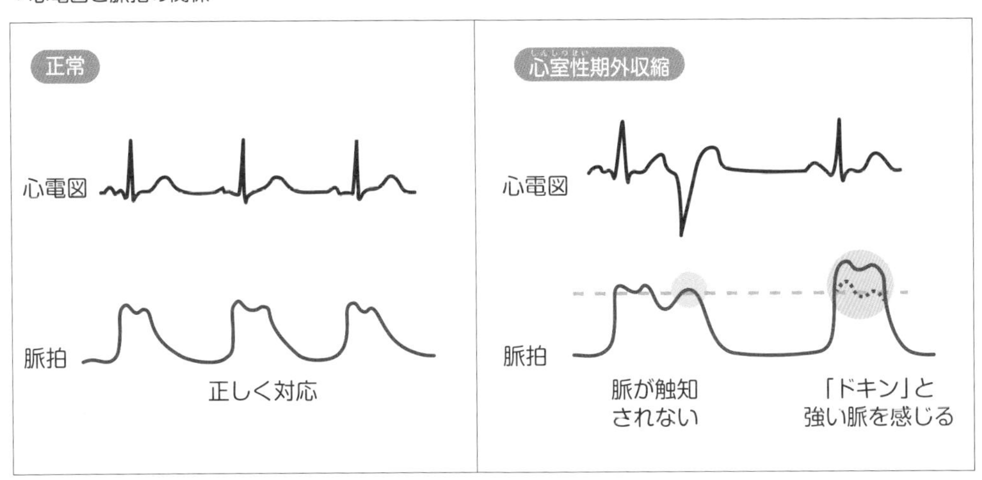

脈拍（心拍）の正常所見と影響を及ぼす要因

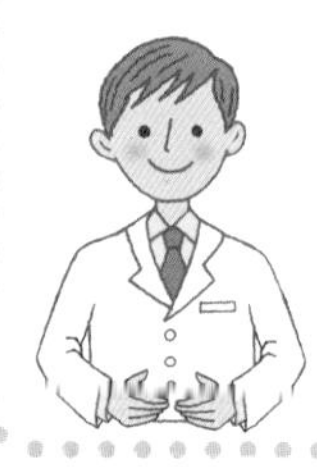

脈拍が触れるまでには「血液が心臓から大動脈へ押し出され（刺激伝導系による心臓の収縮と拡張）」「その拍動が大動脈のもつ弾性によって末梢動脈に伝わる（動脈の弾性エネルギー）」という2点の要素が必要、ということのイメージがつかめましたか？
それでは次に、脈拍に影響を及ぼす要因について考えていきましょう。脈拍は様々な要素によって規定されます。脈拍数、脈拍のリズム、脈拍の強さ、左右の差、それぞれが変動する要因に注目していきます。

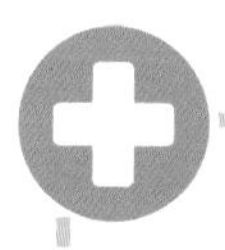

脈拍数

成人の場合、脈拍数は通常60～80回/分です。脈拍数の異常は100回/分を超える頻脈と60回/分を下回る徐脈です。

下の表のように、脈拍数は様々な因子によって増減します。例えば、興奮や不安が強いときは交感神経が緊張しており、脈拍は増加します。入浴したときや食事をしたときも同様に、脈拍数は増加します。

▼正常な脈拍数の目安

高齢者	50～70回／分
成人	60～80回／分
学童	70～90回／分
乳幼児	100～120回／分
新生児	120～140回／分

▼心拍数を増減させる因子

	心拍数増加	心拍数減少
日常生活	・交感神経の緊張 ・運動 ・吸気 ・低血糖 ・アルコール、カフェインの摂取 ・体温の上昇	・副交感神経の緊張 ・安静 ・呼気 ・体温の低下
疾患	・貧血 ・大量出血 ・心不全 ・呼吸不全 ・甲状腺機能亢進症 ・褐色細胞腫 ・頻脈性不整脈	・甲状腺機能低下症 ・徐脈性不整脈

脈拍数は疾患の影響も受けます。貧血や甲状腺機能亢進症であれば脈拍数は増加し、逆に甲状腺機能低下症であれば脈拍数の減少が認められます。

また、脈拍は日常生活の動作だけでなく、年齢の影響も受けます。新生児では脈拍数は多く、成長とともに減少していきます。

以上から、脈拍数の変動は、疾患に直結するものではないことがわかると思います。100回/分を超えれば頻脈ではありますが、必ずしも異常所見であるとは言い切れないのです。

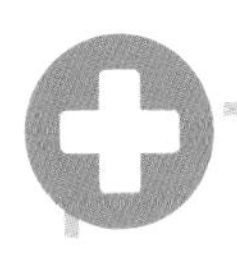

脈拍のリズム

脈拍は通常であれば、心拍数に一致するので規則的に触知されます。脈拍のリズムは規則的であれば整、不規則であれば不整と表現されます。

しかし、心臓が収縮するリズムがそもそも一定でない場合には、当然、脈拍のリズムも不整となります。例えば、心室性期外収縮や心房細動などの不整脈では、心臓自体が異常なタイミングで興奮をしています。結果として、異常なリズムで末梢動脈まで拍動が伝わり、脈拍のリズム不整を認めるのです。

なお、吸気時に脈拍数が増加し、呼気時に脈拍数が減少する呼吸性不整脈も存在しますが、これは病的なものではありません。

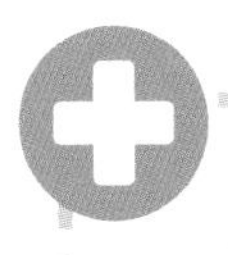

脈拍の強さ

脈拍の強さは、脈を感じる指腹の感覚から拍動の強さを0〜3+の4段階で表現します。脈拍の強さは、心拍出量を反映しています。例えば、拍動が弱く、脈拍数が増加している場合は、心拍出量が低下し、代償的に脈拍数を増加させていることが予測できます。

▼脈拍の強さの分類

強さ	特徴
0	全く触知できない
1+	非常に弱く触知困難。すぐに消える
2+	正常。簡単に触知できる。強く押さえると消える
3+	強い。指にはね返るように触れ、かなり強く押しても消えない

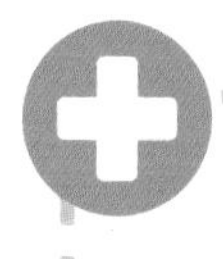

脈拍の左右の差

正常な状態では脈拍の左右の差は認めませんが、動脈の閉塞があると左右に差が認められるようになります。

脈拍数の少ない側の動脈の上流では、狭窄などの血管の異常がある可能性があり、特に脈拍が弱い場合や初めて測定する対象者では、よく確認します。

脈拍は様々な要因によって規定されます。それぞれが変動する要因に注目しましょう。

新人ナース

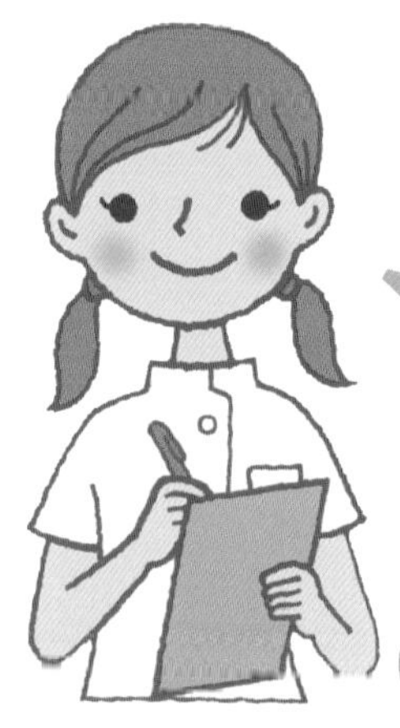

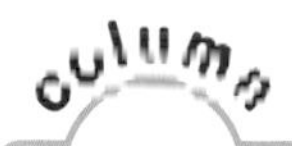

column

脈拍が触れないということ

脈拍を計測することは、心臓を中心とした循環器系の情報を得る重要な手段だということを説明しました。では、脈拍が触れない場合は、何を示しているのでしょうか。

脈拍を触知できるはずの部位において触知ができないとき、非常に多くの場合に「血液が心臓から大動脈へ押し出される（刺激伝導系による心臓の収縮と拡張）」要素が強く関係しています。つまり、心臓から大動脈へ押し出された血液の１回量（１回拍出量）が減少しているために、脈拍が触れなくなるのです。この１回拍出量は、実は血圧を構成する要素のひとつなので（p.71参照）、脈拍が触れないということは、血圧が低下している可能性があるということです。そのため、急変時に手元に機材がない場合には、意識を確認したり応援を求めたりするとともに、脈拍の触知を行うことも重要です。chapter5のコラム（p.78）では、脈拍が触れた場合には血圧がどの程度保たれているのか説明します。

脈拍の測定方法と注意点

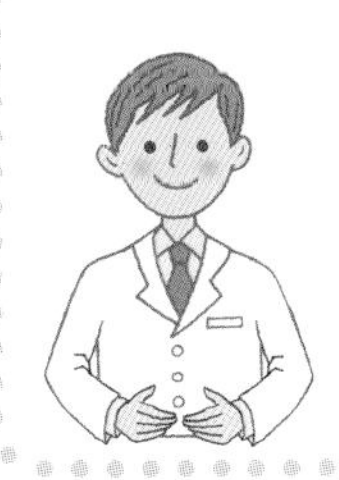

脈拍のメカニズムや変動についての理解が深まったところで、いよいよ脈拍測定の実践に移ります。
脈拍を測定するときに、最もよく用いられるのは橈骨動脈ですね。ここでは、脈拍測定のキホンを押さえたあと、橈骨動脈を含めた6か所での脈拍測定方法を説明していきます。

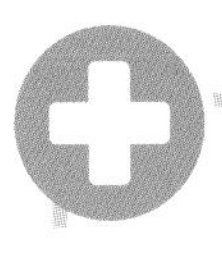

脈拍の測定方法

測定者は、第2、3、4指を平行に並べ、動脈の走行に直角に置きます。このとき、動脈を強く押さえると、血流を止めてしまうために脈拍が触知できなくなります。

脈拍数は規則的な脈拍で30秒間カウントし、そのときの脈拍数に2をかけることで1分間の脈拍数として記録します。ただし、脈拍数が100回/分以上や60回/分以下の場合では誤差が大きくなってしまうため、60秒間カウントしたほうが正確な脈拍数となります。

また、脈拍を触知したときに、結滞（脈拍が急に欠けること）や、不規則なリズムを認めた場合は、期外収縮や心房細動の可能性があります。そのため、この場合も60秒間カウントして脈拍数を記録するようにしましょう。

さらに、前述のとおり、脈拍数だけでなく、脈拍のリズムや性状、左右差も循環動態をアセスメントするうえで重要です。脈拍数以外についても記録できるようにしましょう。

●橈骨動脈

脈拍測定と聞いて思い浮かべるのは、**橈骨動脈**ではないでしょうか。橈骨動脈は、母指側の手関節近くにあります。直下に骨があるため、軽く押さえるだけではっきりと脈拍に触れることができます。

●総頸動脈

総頸動脈は、頸部の左右両側にあり、輪状軟骨と胸鎖乳突筋の間で触れることができます。心臓から一番近い部位であり、末梢動脈では脈拍が触れない場合に使用します。

注意点は、外頸動脈と内頸動脈の分岐部には**頸動脈洞**といわれる圧受容器があることです。この部分を強く圧迫すると、圧上昇を感知し、迷走神経が過剰な反射を起こし、心臓の洞結節や房室結節が抑制され徐脈となり、血圧低下につながってしまいます。これを**頸動脈洞反射**と呼びます。そのため、総頸動脈は通常の脈拍測定をするときは使用しないことが多いです。

▼脈拍測定時の指の置き方

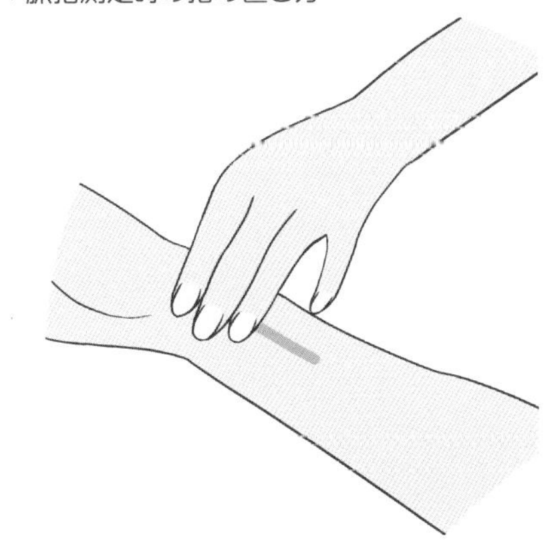

▼脈拍の測定方法

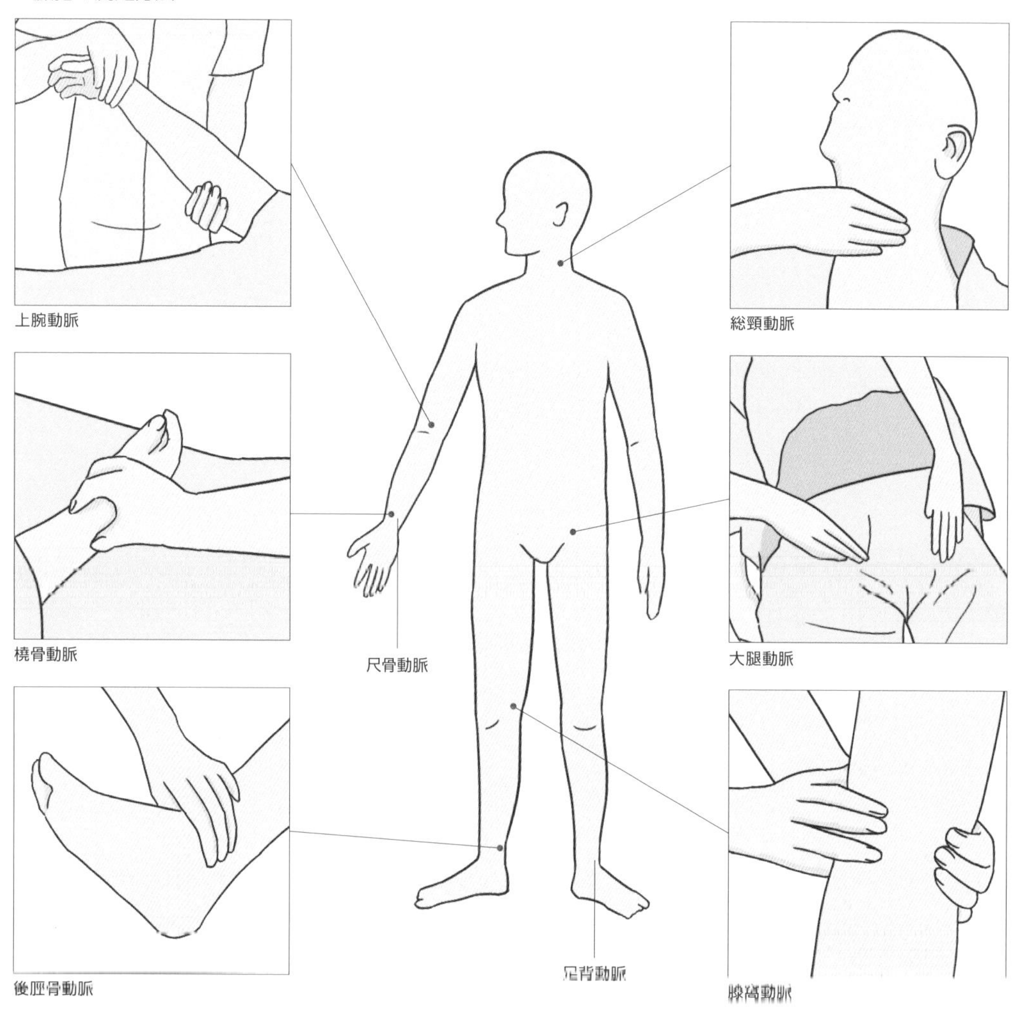

● **上腕動脈**

橈骨動脈で脈拍が触れにくい場合は、上腕動脈を触診します。上腕動脈は、上腕の内側、肘窩(ちゅうか)の第5指側にあります。触知する際は、対象者の右前腕を保持し、反対の手で触知します。

● **大腿動脈**

上腕動脈で脈拍が触れにくい場合は、大腿動脈を触診します。大腿動脈は、対象者を仰臥位にし、鼠径部(そけいぶ)の中央付近で触れることができます。大腿動脈は鼠径部の深いところを走行しているので、指を少し強くあてる必要があります。

● **足背動脈**

足背動脈は下肢の末端にあることから、下肢の血流を確認する際に測定する部位です。足背動脈は、対象者を仰臥位にし、足先のやや拇趾(ぼし)側で触れることができます。

● **後脛骨動脈**

足背動脈で脈拍が触れにくい場合は、後脛骨動脈で下肢の血流を確認します。後脛骨動脈は、内踝(うちくるぶし)の近くを走行しています。対象者を仰臥位にした際、内踝の少し下側で触れることができます。

脈拍異常

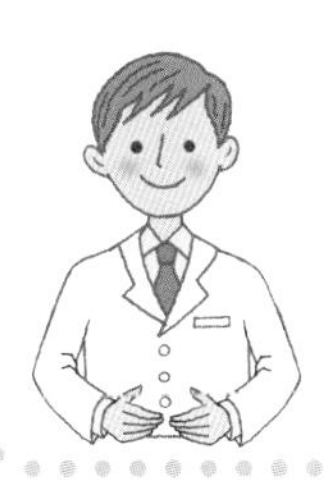

臨床では心臓の異常な興奮によって脈拍の変動が起きるケースも多く、脈拍異常を認めた場合は心電図検査を行うこともあるでしょう。そのときに、脈拍異常のパターンから、心電図はどのような波形（不整脈）を示しているのか予測を立てることができれば、早期治療につながります。
本来、不整脈は刺激の発生部位で分類されることが多いのですが、今回は脈拍に主眼を置いているので、脈拍異常のパターンから不整脈を分類していきたいと思います。

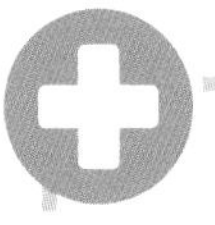

脈拍数異常のパターン

脈拍を測定する際は、脈拍数とリズム、性状を観察することはお伝えしました。まずは、脈拍数の異常に絞って説明していきます。

●頻脈

脈拍が100回/分を超えたときの状態を**頻脈**と呼びます。頻脈かどうかを把握するには脈拍数をカウントすればよいのですが、どのような不整脈なのか推測するためには脈拍のリズムも把握する必要があります。頻脈でもリズムが規則的な場合、脈拍数の異常であることがわかります。このパターンでは、洞結節性の不整脈（洞性頻脈）、上室性頻拍（発作性上室頻拍、心房粗動2：1伝導）が起きていると考えられます。

洞性頻脈がピンとこない方は、刺激伝導系を思い出してみましょう。洞結節は、心臓のペースメーカーでしたね。正常であれば、洞結節が指令を出すタイミングで心筋は順序よく興奮していき、心電図は洞調律を示します。つまり、脈拍のリズムは規則的で、脈拍数が多い、もしくは少ない場合は、洞結節に原因があると考えられるのです。

上室性頻拍は、文字どおり上室（心房）からの異常な刺激で生じた頻脈です。洞性頻脈は120～150回/分の規則正しい頻脈であり、150回/分を超えるときは上室性頻拍である可能性が高いです。そのような場合には、速やかに心電図をとる必要があります。

●徐脈

脈拍が60回/分以下の状態は**徐脈**でしたね。徐脈の不整脈は、洞結節の異常が原因で起きる洞性徐脈すなわち洞不全症候群と、房室結節の異常が原因で起きる房室ブロックの2種類です。

洞不全症候群とは、不適切な洞性徐脈、洞房ブロック、洞停止、徐脈頻脈症候群の病態を指すものです。洞性徐脈の場合は、洞性頻脈と同様に脈拍のリズムは規則的ですが、洞不全症候群ではリズムが不規則になります。それは、洞結節自体が不規則に指令を出しているからです。洞性徐脈はゆっくりではありますが、洞結節がペースメーカーの役割を果たしています。ですが、洞不全症候群（不適切な洞性徐脈、洞房ブロック、洞停止、徐脈頻脈症候群）では、洞結節が不規則なタイミングで指令を出すため、心筋も不規則なタイミングで収縮してしまうのです。結果として、脈拍も不規則となります。

房室ブロックは、心房と心室をつなぐ房室結節に異常が起きている不整脈です。つまり、心房まで伝わった電気刺激が心室にうまく伝わっていません。房室ブロックは重症度により、Ⅰ度房室ブロック、Ⅱ度房室ブロック、完全（Ⅲ度）房室ブロックに分類されます。Ⅰ度房室ブロックは「心房から心室へ電気刺激が伝わるのに通常より時間がかかってしまう状態」、Ⅱ度房室ブロックは「心房からの電気刺激がときどき遮断されてしまう状態」、Ⅲ度（完全）房室ブロックは「電気刺激が全く伝わらず、心房と心室がそれぞれ相関なく収縮している状態」です。

▼正常な心電図（洞調律）

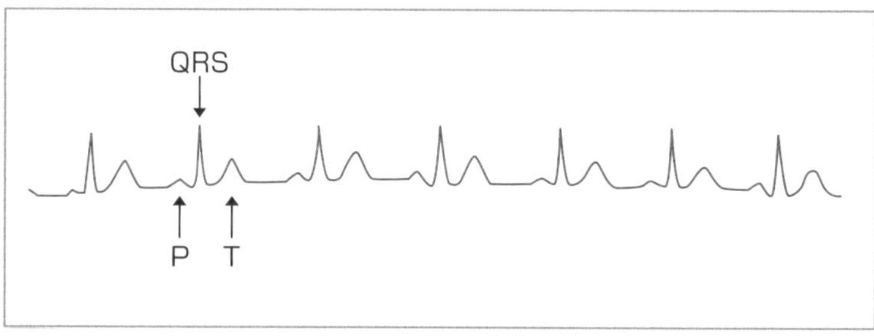

▼洞性頻脈

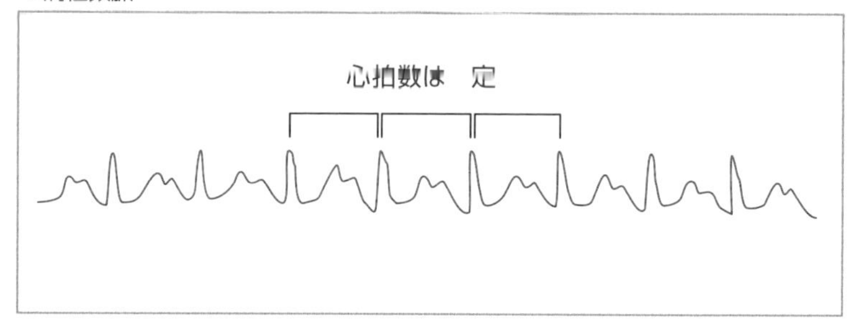

▼心房粗動2：1伝導

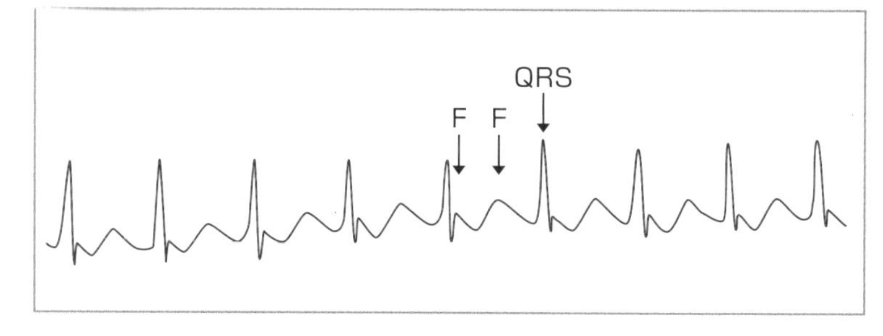

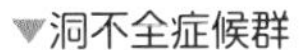

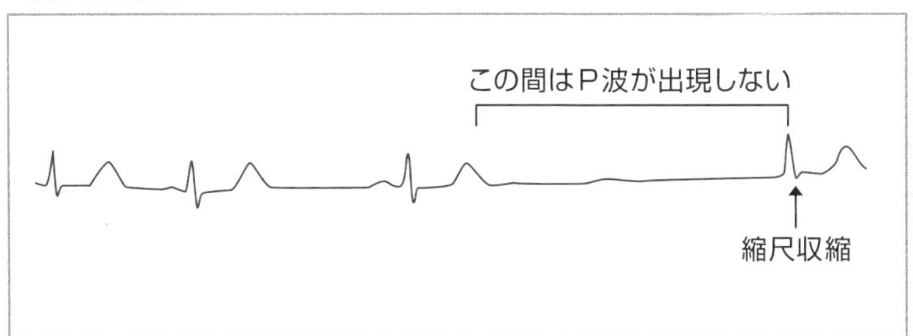

▼房室ブロック

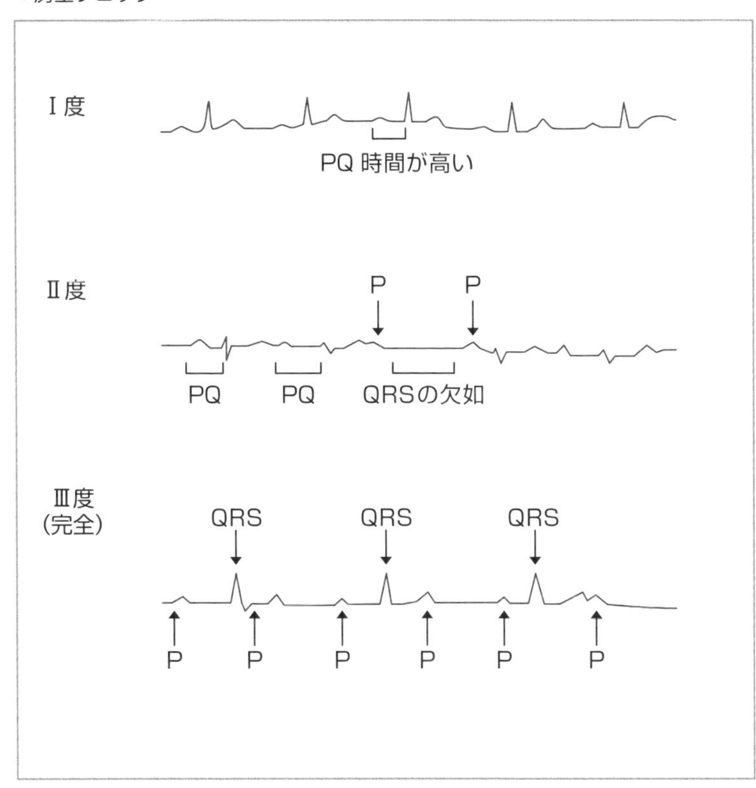

column アセスメントの前に

まず前提として、脈拍異常を観察した際は、対象者の意識状態を確認することが大切です。もしも脈拍が触れず、意識が消失している場合には、致死的な不整脈であることが予測されますので、ただちに医師や他の看護師の応援を要請するとともに、対象者は意識があるのか、瞳孔はどうか、気道は確保されているかを優先的に観察しましょう。状態によっては電気的除細動器や救急カートの準備が必要となります。

リズム異常のパターン

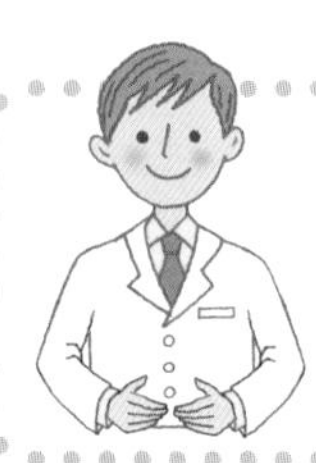

リズムの異常とは、脈拍のタイミングが不規則であるということです。不規則性は、脈拍が抜けるパターンと、脈拍の間隔が全く不規則なパターンに分けられます。

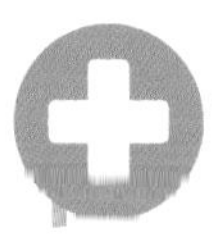

脈拍が抜けるパターン

脈拍が抜けるパターンでは、触知したときに、「トン・トン・トン………トン」のように、急に脈拍を認めなくなります。このパターンの多くは期外収縮と呼ばれる不整脈であると考えられます。

期外収縮とは、正常な洞結節の指令よりも早く異常な興奮が起こってしまうことを指します。通常のタイミングよりも早く心臓が収縮するため、拍出量が少なくなり、脈拍は微弱または触れないことが多くあります。つまり、脈拍数と心拍数は一致しません。

異常な興奮の起きる場所が、心房である場合を上室性期外収縮、心室である場合を心室性期外収縮と呼びます。また、期外収縮が2回に1回出現すれば2段脈、3回に1度出現すれば3段脈と呼ばれます。

▼上室性期外収縮

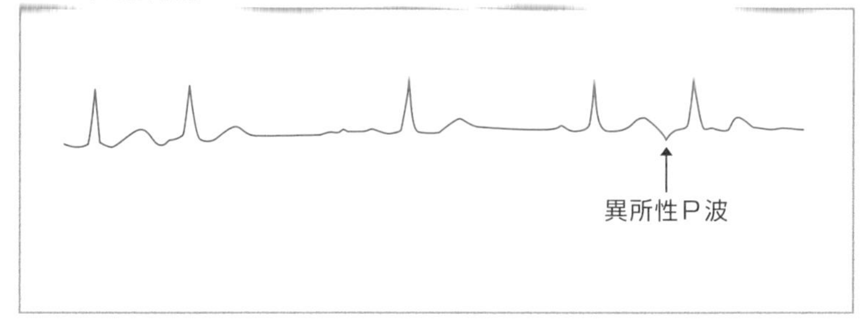

▼心室性期外収縮

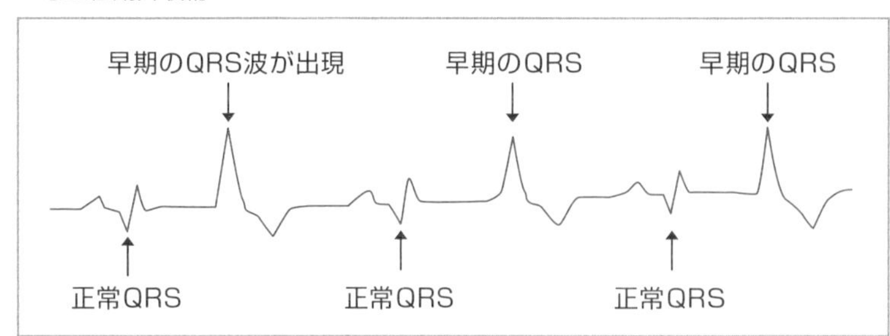

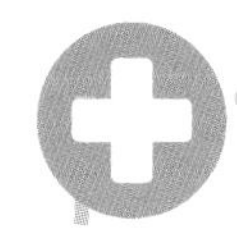

脈拍の間隔が不規則なパターン

脈拍の間隔が不規則なパターンとは、「トン・トントントン・トントン・トン」のように、規則性が全くみられないことを指します。この脈拍パターンでは、多くの場合に心房細動が疑われます。

心房細動は、心房内で電気の通り道がたくさんできてしまい、心房が統一性なく興奮している状態です。心房細動も期外収縮と同様に、脈拍数と心拍数は一致しません。心房細動の多くは脈拍が早くなるため、頻脈を伴うことがあります。

▼心房細動

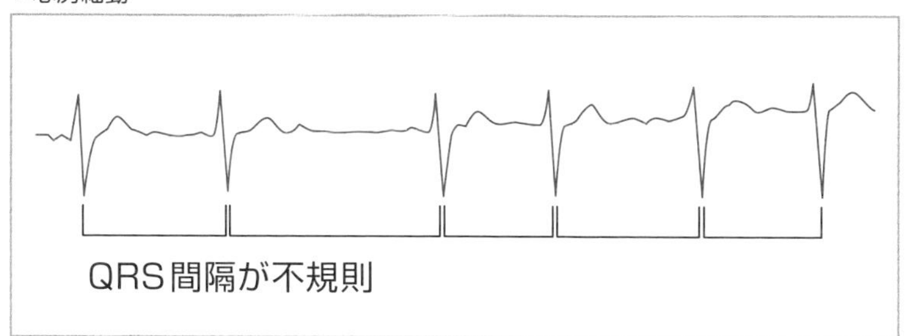

▼刺激発生部位別の不整脈

異常興奮部位	不整脈
洞結節性	・洞性頻脈(sinus tachycardia) ・洞性徐脈(sinus bradycardia) ・洞機能不全症候群(sick sinus syndrome：SSS)
上室(心房)性	・心房細動(atrial fibrillation：Af もしくはfib) ・心房粗動(atrial flutter：AF もしくはflutter) ・心房性期外収縮(premature atrial contraction：PAC) ・発作性上室性頻拍(paroxysmal supraventricular tachycardia：PSVT)
房室結節性	・房室ブロック(atrio ventricular block：A-V block) Ⅰ度房室ブロック(first degree A-V block) Ⅱ度房室ブロック(second degree A-V block) 完全房室ブロック(complete degree A-V block)
心室性	・心室性期外収縮(premature ventricular contraction：PVC) ・心室頻拍(ventricular tachycardia：VT) ・心室細動(ventricular fibrillation：VF)

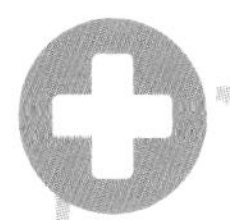

その他の異常なパターン

脈拍が強くはっきりと触れる場合には、血圧上昇、大動脈弁閉鎖不全症、甲状腺機能亢進症などが疑われます。逆に脈が弱い場合には、血圧低下、大動脈弁狭窄症、強い動脈硬化などが疑われます。

また、上肢の脈拍の左右差を認める場合には、鎖骨下動脈分岐部の狭窄や、大動脈炎症候群などが疑われます。下肢の左右差を認める場合は、閉鎖性動脈硬化症が疑われます。

脈拍異常時のケア

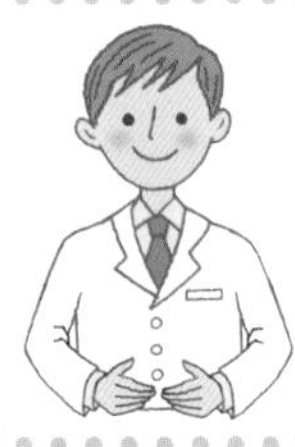

脈拍異常を学んできましたが、臨床の現場で異常を認めている対象者を看護する場合には、看護職としての役割を遂行しなければなりません。臨床で脈拍異常を観察した際の状況を想定し、脈拍異常を発見した場合、経過観察中の場合について対応を考えていきましょう。

脈拍異常を発見した場合

心室頻拍や完全房室ブロックや心停止を示す不整脈ではなく、対象者の意識や血圧が保たれている場合は、対象者が不安にならないよう処置の目的を説明したうえで、脈拍を含めたバイタルサインや心電図などのモニタリングを行います。そして、観察した内容を医師や他の看護師に報告をします。対象者の状態によっては、薬物療法や電気的除細動器が必要になる場合もあります。医師の指示に従って、薬剤や除細動器の準備を行いましょう。

経過観察中の場合

不整脈を認めている対象者に対し、医師の指示が経過観察であった場合には、日ごろのケアの中でも配慮が必要となります。まず、バイタルサインと心電図モニターの観察を行いながら、不整脈による病変の兆候が現れていないか確認しましょう。特に、心電図の大幅な変化は急変の前兆の可能性があります。

また、[illegible]バイタルサインや対象者の表情や顔色、発言を注意深く観察します。看護師は対象者の不安を強めることがないよう、適宜、患者への声かけを行いましょう。不整脈によっては、胸部に痛みを伴う場合もあります。痛みは対象者の安楽を妨げるだけでなく、交感神経が刺激されることで循環動態にも影響を及ぼします。対象者の状態の悪化を防ぐ意味でも、痛みの観察は頻回に行いましょう。

血圧

血圧は、心臓を中心とした循環器系の
情報を得ることができる基本的なサインであり、
血液が全身の組織に届いているか推測できる重要な項目です。
本chapterでは、血圧のメカニズムと機能、
血圧に影響を及ぼす要因、測定方法、
血圧異常とケアについて説明します。

血圧のメカニズムと機能

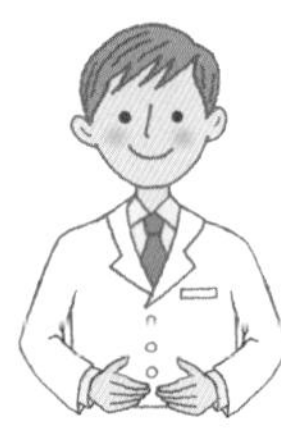

血圧（Blood Pressure）とは、「体内をめぐる血液が血管に与える側圧」のことを指します。人間が生命を維持するためには酸素や栄養素が必要ですから、それらを全身の細胞組織に運ばなければなりません。また、血液中には老廃物も溜（た）まっていきますから、体内から排出するためにも血液を循環させなければならないのです。
血圧は血液の循環において、とても重要な役割を果たしています。例えば、脳は心臓より高い位置にあるにもかかわらず、血液が運ばれますね。血液を脳まで押し上げてくれているのが血圧なのです。
では、血液の循環において重要な血圧は、どのようにして作られるのでしょうか。血圧のメカニズムを紐解いていきましょう。

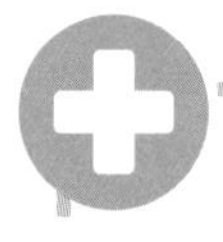

血圧とは

まずは、血圧の表し方について説明していきます。血圧は、収縮期血圧、拡張期血圧、平均血圧の3種類で表現されます。

● **収縮期血圧**（Systolic Blood Pressure）

全身に血液を運ぶために、ポンプの役割を果たしているのが心臓でしたね。心臓は収縮と拡張を繰り返して血液を駆出しています。

心臓の収縮期に血液が大動脈から駆出されると、大動脈は弾性エネルギーを蓄えるため動脈圧が上昇します。このときの血圧の最も高い圧を**収縮期血圧**と呼びます。つまり、心臓が収縮して、血液を動脈に送り出す際の最高の圧のことです。収縮期血圧以外に、**最高血圧**や**上の血圧**と呼ぶこともあります。

● **拡張期血圧**（Diastolic Blood Pressure）

心臓は血液を駆出したあと、大動脈弁が閉じて心臓から血液が駆出されなくなります。このときの、動脈圧が低下した状態の圧を**拡張期血圧**と呼びます。

つまり、静脈から心臓に血液が戻ってくるときの最低の圧のことです。拡張期血圧以外に、**最低血圧**や**下の血圧**と呼ぶこともあります。

● **平均血圧**（Mean Blood Pressure）

平均血圧は、心臓が1回の収縮から拡張までを通して血液を組織に流す圧のことです。血圧値には、収縮期血圧と拡張期血圧というように2つの数字が並んでいるため、数字をみただけでは、単純な比較ができません。ですが、心臓の1回の収縮から拡張までを通した血圧値を平均した値があれば、比較がしやすくなりますね。平均血圧以外にも、**Mean**（ミーン）、**MAP**（マップ）と呼ぶこともあります。

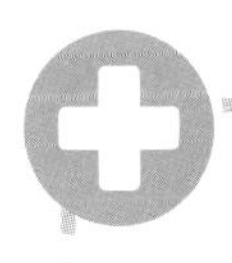

血圧のメカニズム

血圧は、心拍出量×末梢血管抵抗という式で求めることができます。電気回路に関するオームの法則（電圧＝電流×抵抗）に置き換えるとイメージが湧くでしょうか。

計算式ではイメージがつかみにくい場合は、ホースから水を出す場面を想像してみてください。ホースが血管で蛇口が心臓です。同じだけ蛇口を開いたときに、普通のゴムホースと手でホースをつまんでいる状態を比べると、手でホースをつまんだほうが勢いよく水が出ますよね。これは、抹消血管抵抗が強いほうが、血圧が高いことを意味しています。また、蛇口についても、蛇口を目一杯開くほうと、少ししか蛇口を開かないほうであれば、蛇口を目一杯開いたほうが勢いよく水が出ますね。これは、心拍出量が多い場合に血圧が高いことを意味しています。

血圧を求める式はかけ算ですから、心拍出量と末梢血管抵抗のどちらかが上昇すれば、血圧も上昇します。そのため、血圧が変化したときに、心拍出量と抹消血管抵抗のどちらが原因で変化しているのか、を理解することが重要です。

▼血圧の成り立ち

血圧　＝　心拍出量　×　末梢血管抵抗

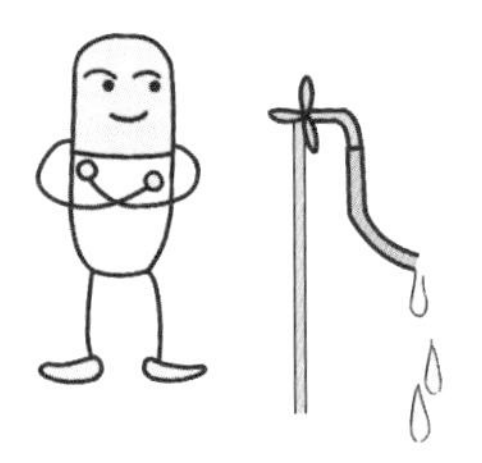

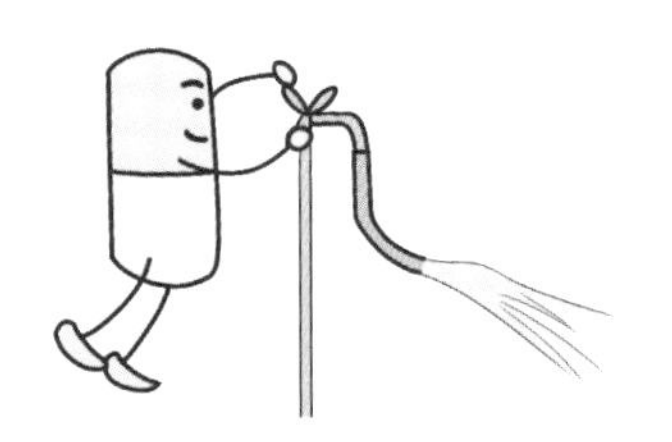

水量（血液量）が多くなる
↓
水（血液）の勢いが強くなる
↓
血圧が高くなる

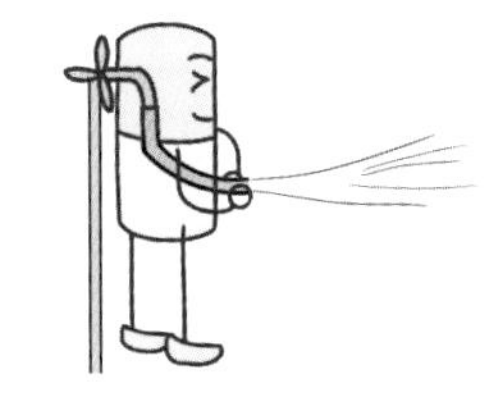

ホース（血管）の抵抗が大きくなる
↓
水（血液）の勢いが強くなる
↓
血圧が高くなる

●心拍出量

心拍出量とは、心臓が１分間に拍出する血液の量を指しますから、１回拍出量×心拍数という式で表すことができます。血圧の式と同様にかけ算ですので、１回拍出量もしくは心拍数が変化してしまえば、心拍出量も変化します。心拍数について、ここでは１回拍出量に焦点をあてて確認していきます。

１回心拍出量とは、１回あたりに心臓が拍出する血液の量のことを指します。1回心拍出量は、**前負荷**、**後負荷**、心収縮力と強く関係しています。前負荷とは、心臓の収縮直前に心室にかかる負荷であり、心臓の拡張期の最後にどれだけの血液が心室にあるのかを示しています。後負荷とは、心臓の収縮時に心臓にかかる負荷であり、心臓が収縮するのにどれだけ負担がかかるのかを示しています。心収縮力とは、文字どおり心筋の収縮する力を示しています。

●末梢血管抵抗

末梢血管抵抗とは、血管の抵抗を指しており、後負荷の１つでもあります。末梢に存在する細動脈は平滑筋により収縮するため抵抗が生じ、血流の分布が変化するのです。

血圧の基準値と影響を及ぼす因子

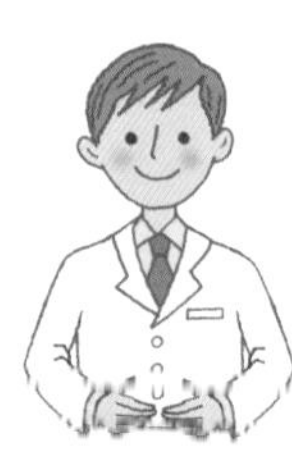

まず大前提として、血圧が変動したということは、構成要素である心拍出量、もしくは末梢血管抵抗が変動していることになります。しかし、当然ですが血圧を測定しただけではどちらが変動の原因なのかわかりませんし、原因がわからなければその後の治療は進みません。ですから、臨床では「血圧が変動している」と単に捉えるだけではなく、「心拍出量、末梢血管抵抗のどちらが原因で血圧の変動をきたしているのか」と考えられることが望ましいといえます。そこで、ここでは血圧の正常値を踏まえながら、血圧に影響を及ぼす因子について考えていきたいと思います。

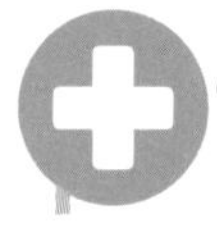

血圧の基準値と変動

まずは血圧の正常値を把握しましょう。ガイドラインによれば、正常血圧は収縮期血圧＜120かつ拡張期血圧＜80であると示されています。しかし、実際の臨床現場では、血圧の変動を認める場合も多々あります。そのため、血圧の構成要素である心拍出量、末梢血管抵抗はどのようなときに変動するのか理解を深めていきましょう。なお、心拍数の変動についてはchapter4 で説明したので、ここでは1回拍出量に焦点をあてて説明していきます。

血圧の変動には、原因を確かめることが必要なのですね。的確な治療のためにも確かな判断をしていただきたいです。
患者さん

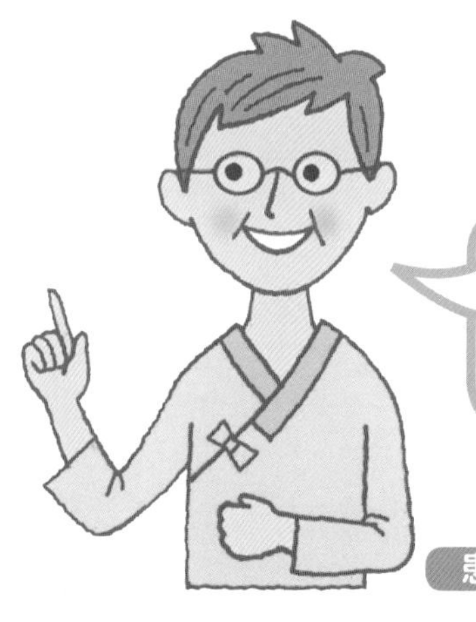

●心拍出量

心拍出量は、心拍数×1回拍出量ですので、心拍数や心筋収縮力を増強すれば心拍出量も増えます。

例えば、生理的因子として運動負荷が加わると心拍数が増えて(P心拍の影響の表)収縮期血圧が上がります。精神的緊張によって交換神経の活動が活発になれば、心臓の収縮力が増加し、心拍数が上昇するため血圧は上昇します。

また、食塩の過剰摂取は、腎臓における水分の再吸収を促進し、循環血液量が増加するため血圧が上昇します。反対に、大量出血や重度の脱水では循環血液量が低下するため、血圧が低下します。

さらに、腎臓でもレニン・アンジオテンシン・アルドステロン(RAA)系と呼ばれる因子が、血圧を長期的に調節しています。アルドステロンが作用し、水とNaの再吸収を亢進させて血圧を上昇させます。これは腎臓における尿量の増減作用と協働して行われます。

●末梢血管抵抗

血管が拡張して血管抵抗が小さくなると、血圧は低下し、血管が収縮して血管抵抗が大きくなれば血圧は上昇します。交感神経には心臓の収縮力を高める作用だけでなく、血管の収縮作用もあるため血圧を上昇させます。

血管の収縮・拡張に関連する因子には、体内物質ではカテコラミン(アドレナリン、ノルアドレナリン)、レニン・アンジオテンシン系などがあります。カテコラミンは副腎髄質から分泌されますが、交感神経が緊張すると分泌が促進されるため、血圧が上昇します。RAA系はNa^{+}を体内に貯留させ、循環血液量を増加させます。また、血管を収縮させる代表的なホルモン調節の機能を担っています。

▼血圧調整機能

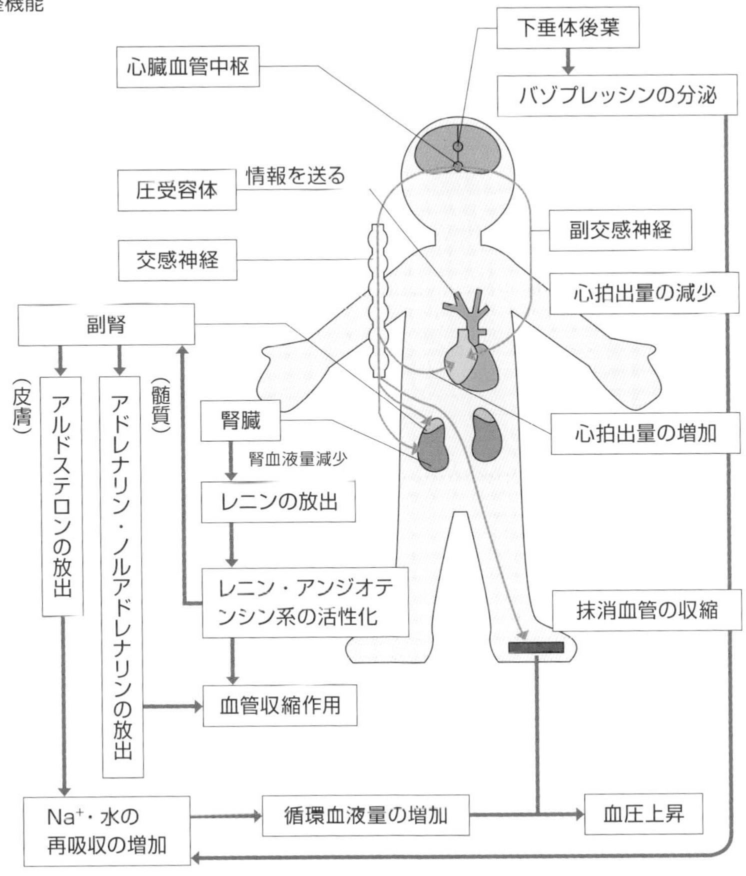

血圧の数値から何をアセスメントできるのか

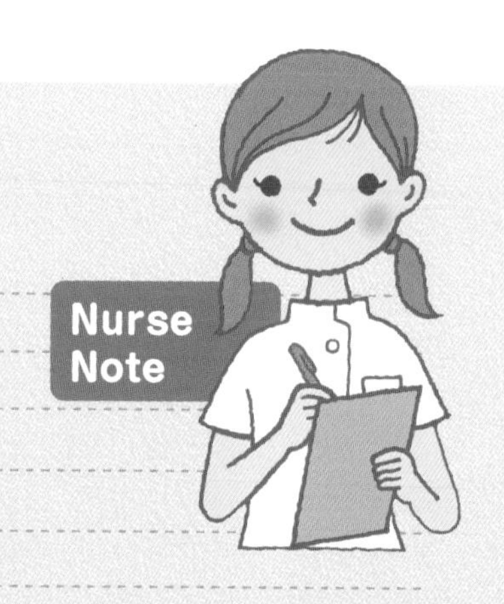

患者さんの血圧が普段と比べて変化していたとき、重要なのは何が原因なのかアセスメントをすることです。原因は大きく分けて心拍出量か末梢血管抵抗が変動していることにあります。その結果、血圧が上昇、もしくは低下します〔血圧の基準値と変動（p.72-73）〕。

さらに、正確にアセスメントをするためには、測定した患者さんの現病歴や既往歴、現在行っている治療や内服薬まで調べ、情報を統合することが求められます。

まずは、血圧の数値から何をアセスメントできるのかを考えることから始めましょう。

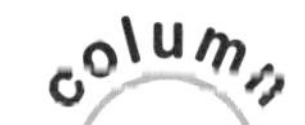

日常生活で血圧が変動するのはどんなとき？

血圧は日常生活の中で変動します。臨床において重要なポイントを以下にまとめました。

- 気温の変化によって血管の運動が生じるため、暖かいときに血圧は低下し、寒いときに上昇する。
- 日内変動によって自律神経の状態が変化するため、夜間の睡眠中に血圧は最低値となり、午後は午前よりやや高くなる。
- 悪寒・戦慄時は末梢血管抵抗が高まるため、血圧は上昇する。一方、発熱時は血管が拡張し、血圧は低下する傾向がある。
- アルコールを摂取すると、血圧は急激に上昇する。たばこのニコチンは自律神経に作用し、一過性に血圧が上昇する。
- 体位が変わると血圧は変動するが、1分くらいで元に戻る。
- 入浴直後は血圧が上昇するが、末梢血管拡張作用によりその後血圧は低下する。この増減を強めないためにも、脱衣所の温度差には留意が必要である。

血圧の測定方法

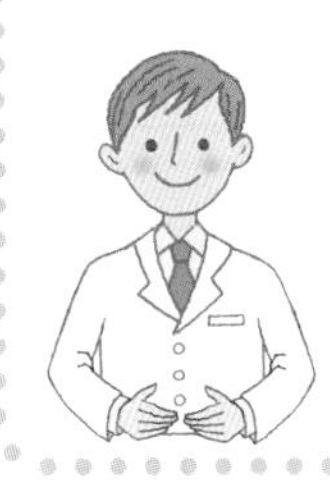

血圧のメカニズムや変動についての理解が深まったところで、いよいよ血圧測定の実践に移ります。
血圧を測定するときに、最も良く用いられるのは血圧計を使った聴診法ですね。ここでは、聴診法のキホンを押さえたあと、触診法を含めた他の血圧測定方法についても説明していきます。

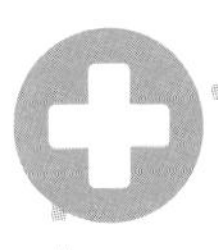

血圧測定の方法

血圧測定の方法は大きく観血的測定法と、非観血的測定法に分けられます。

観血的測定法とは、対象者の動脈内にカテーテルを挿入し、動脈内圧をトランスデューサーによって電気的信号に変えて持続的に測定する方法です。非観血的血圧測定法と比べて侵襲的ではありますが、より正確な動脈圧が測定できるため、主に手術室や集中治療室で血圧の連続測定が必要な場合に用いられます。

▼観血的血圧測定法のイメージ

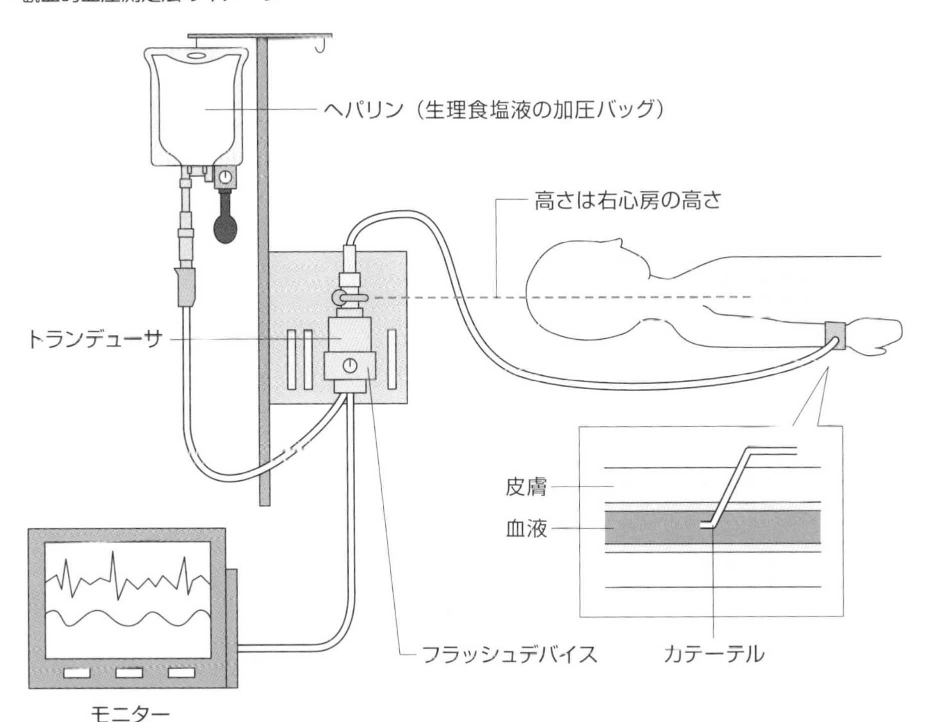

非観血的測定法は、マンシェットを使用した計測法で、細かくは聴診法、触診法、脈波法にさらに分けられます。観血的測定法とは異なり、対象者への侵襲が最小限で済むので、臨床では非観血的測定法、特に聴診法での測定がよく用いられています。

ここでは、非観血的測定法の聴診法と触診法に焦点をあてて説明していきます。

非観血的血圧測定法と注意点

非観血的血圧測定法を行う際には、アネロイド式血圧計と水銀式血圧計のどちらかを使用します。

水銀式血圧計は構造が簡単で故障が少なく、正確な血圧を測定できますが、水銀の有毒性からWHOは2020年までに原則として製造を縮減するよう呼びかけています。

アネロイド式血圧計は、英語ではaneroid manometerと書きます。aneroidは液体を用いないという意味であり、空気圧の変化を利用して血圧を測定する機械であることを示しています。小型で軽量なため、血圧計の主流になりつつあります。

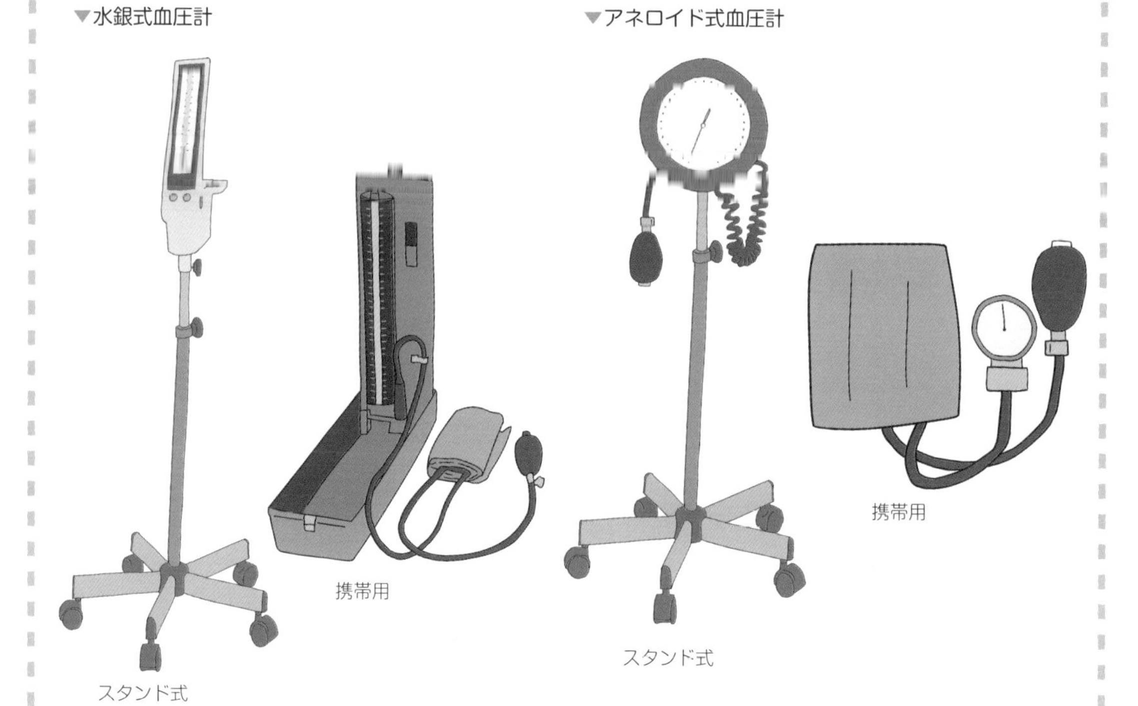

●**聴診法の測定方法**

まず、対象者の上腕にマンシェットを巻きます。送気球でマンシェットの中にあるゴム嚢(のう)を一定以上加圧すると、血管内の血流が一時的に停止します。そして徐々にマンシェットを減圧していくと、停止していた血流が再開し、血管音が聞こえるようになります。さらに減圧すると、音調が変化していき、最後は消失します。この血管音をコロトコフ音と呼びます。聴診法は、このコロトコフ音を聞くことで、血圧を測定しているのです。生理学者のスワンはこれを5つの相に分類しています。

コロトコフ音が聞こえ始めるとき（スワンの第1点）が収縮期血圧であり、減圧するにつれて音が変化していきます。そして第5点で音が消失します。この音が消えたときが拡張期血圧になります。

▼血管音の相（スワンによる分類）

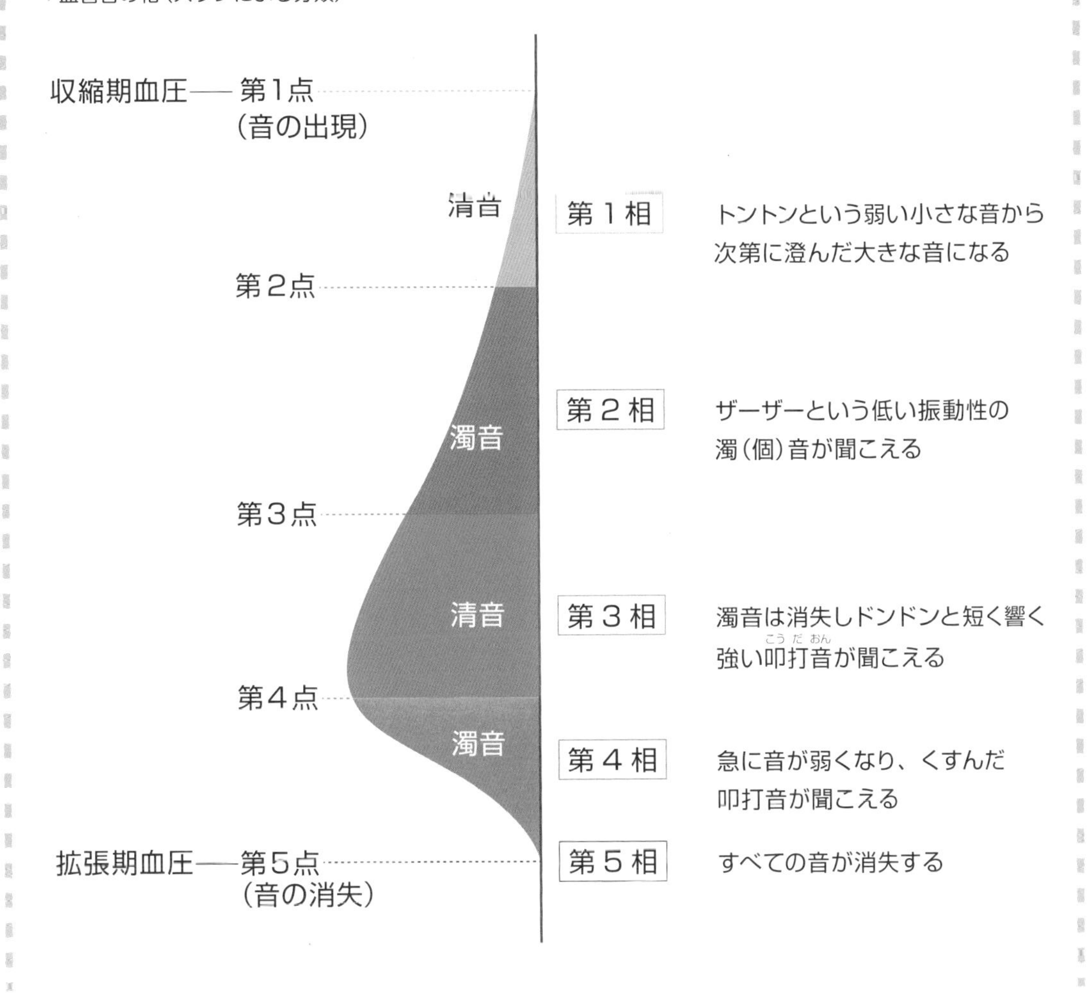

● **触診法の測定方法**

触診法では、一般的に収縮期血圧のみ測定可能であり、拡張期血圧の測定は困難です。

示指、中指、薬指で上腕動脈、もしくは橈骨動脈を触れながら（脈拍測定と同様）、他方の手を使ってマンシェットを加圧していくと、脈が触れなくなります。そこからさらに20mmHg加圧し、その後ゆっくりと減圧していきます。マンシェットを減圧したとき、最初に脈拍が再開した目盛りが収縮期血圧になります。この値は聴診法よりも、やや低い値になるといわれています。

▼ 加圧時の動脈の様子

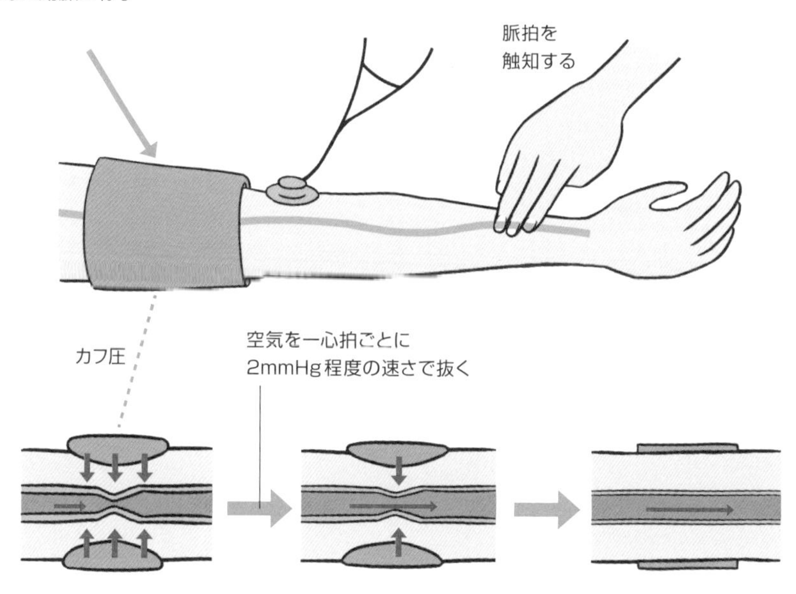

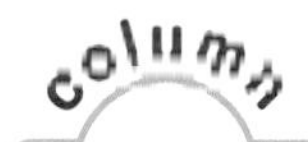

脈拍触知部位と血圧値の推定

chapter 4では、橈骨動脈を含めた6か所での脈拍測定方法をお伝えしました。脈拍は心臓を中心とした循環器系の情報を得るとても重要な手段であり、脈拍が触れる位置によって収縮期血圧を推定することができます。

橈骨動脈で脈拍を触知できれば、収縮期血圧はおよそ80mmHg以上あるといわれています。頭骨動脈で触れなくても、大腿動脈で触れた場合には70mmHg以上、総頸動脈で触れた場合には60mmHg以上といわれています。

このような脈拍触知による収縮期血圧の推定は、急変時にとても役立ちます。急変時には、血圧の正確な値よりも、どの程度の血圧が保たれているのかという視点が大切です。橈骨動脈が触れない場合も往々にしてあります。そのような緊急時に橈骨動脈以外の箇所で脈拍を触知する必要があるのです。

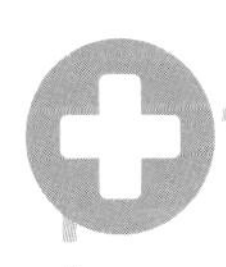

血圧測定の注意点

血圧は不適切な手技で測定すると、値が大きく変動してしまいます。ここでは、血圧を測定するうえでの注意点と、不適切な手技の場合に血圧の値がどのように変動してしまうのかを説明していきます。

●マンシェットの選び方

マンシェットの幅で血圧の値は変わってしまうので、対象者や測定部位に合わせて、正しいサイズのマンシェットを選ぶ必要があります。通常成人では、幅13cmのものが使われています。マンシェットの幅が狭いと血圧の値は高くなり、幅が広いと低くなります。

▼正しいマンシェットの幅

対象	マンシェットの幅
新生児	3㎝
幼児	5㎝
小児	8㎝
成人	13㎝
肥満者	17㎝
下腿	20㎝

▼血圧値の誤差要因

誤差要因	血圧の値
マンシェットの幅が狭い	高くなる
マンシェットの幅が広い	低くなる
マンシェットの巻き方がきつい	低くなる
マンシェットの巻き方が緩い	高くなる
測定場所が心臓よりも高い	低くなる
測定場所が心臓よりも低い	高くなる
減圧速度が速い	低くなる

●血圧測定の体位

血圧は臥位、座位、立位で測定できます。座位や立位では、測定する腕の高さが心臓の位置にくるようにして測定しましょう。測定場所が心臓よりも高いと血圧の値は低くなり、心臓よりも低いと血圧の値は高くなります。

●マンシェットの巻き方

マンシェットのゴム嚢の中心を上腕動脈の上に置きます。マンシェットの下縁の位置は肘関節から、1～2㎝上に合わせます。巻く強さは、きつすぎず緩すぎず、指が1～2本入るように巻きましょう。マンシェットの巻き方がきついと血圧の値は低くなり、巻き方が緩いと血圧の値は高くなります。

●加圧と減圧

対象者の普段の血圧や触診法の値よりも、20～30mmHg高く加圧します。減圧は、1秒間に2mmHgの速さとします。減圧速度が速いと、血圧の値を低く読み違えることがあります。

●上腕で血圧測定ができない場合

対象者の状態によっては、上腕で血圧測定ができない場合があります。輸液や外傷の場合、シャントを増設している場合、乳がんの手術で腋窩リンパ節廓清(かくせい)を行った場合では、血圧測定ができない上腕があります。そのため、もう片方の上腕で血圧を測定しましょう。両上肢で血圧測定ができない場合には、下肢で血圧測定をします。

●測定部位による差

対象者の状態によっては、測定部位によって血圧の値が異なることがあります。血圧の左右の差は10mmHg以内であれば正常ですが、それ以上の差がある場合には大動脈解離や大動脈炎などの大動脈異常が疑われます。

血圧の上下肢の値の差は、対象者の体位によって異なります。臥位では、上下肢と心臓が一直線に並んでいますから、ほとんど差は生じません。逆に、立位の場合は下肢の血圧が10mmHgほど高くなります。

コロトコフ音以外の音が聞こえる？

聴診法で血圧測定を行うとき、コロトコフ音以外の音が聞こえたことはありませんか？それは以下の可能性が高いです。

❶聴診器のチューブが血圧計や衣服とぶつかる音。
❷チェストピースを押さえる指の音。

聴診法では、コロトコフ音を正確に聴取することが重要です。血圧測定を実施する前に、必要ならば物品の配置換えや環境整備を行い、コロトコフ音以外の雑音を極力排除するようにしましょう。

▼チューブ同士がぶつかる音

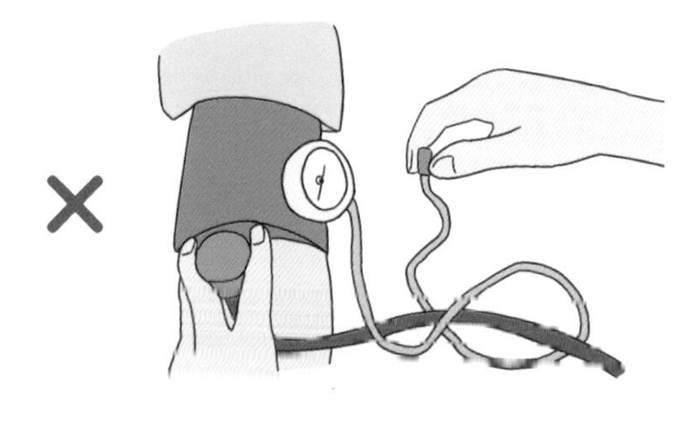

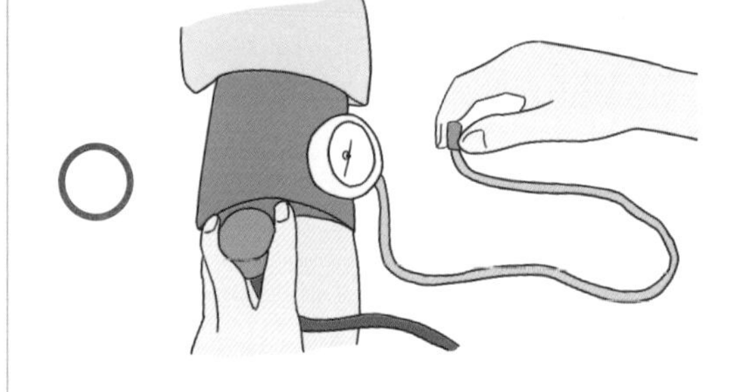

▼チューブが衣服や寝具などに擦れる音

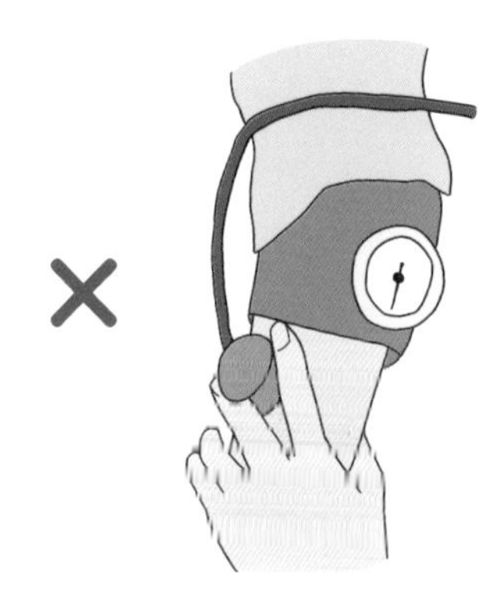

▼チェストピースを押さえる指の音

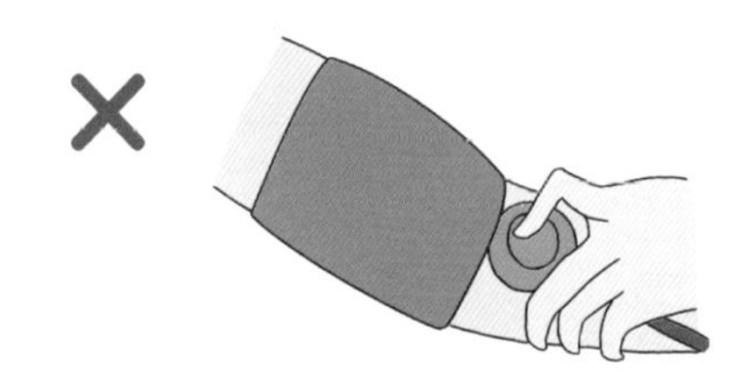

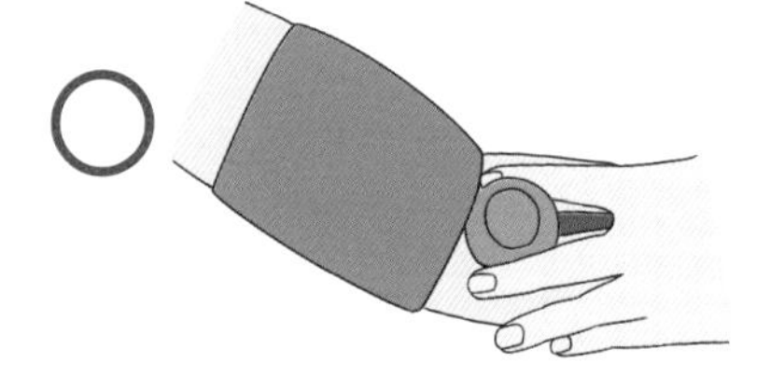

血圧異常とケア

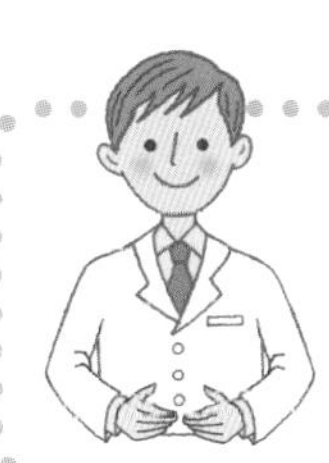

前述のとおり、病理的以外の因子によっても血圧は変動します。しかし、臨床では疾患と関連して血圧の変動が起きているケースも多くみられます。ここでは、低血圧の場合に重点を置いて説明していきます。

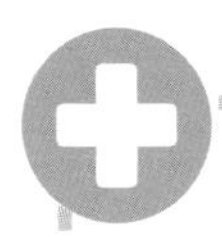

高血圧

ガイドラインでは、高血圧は収縮期血圧≧140mmHg、または拡張期血圧≧90mmHgの状態と説明されています。

高血圧により緊急の対応が必要になるのは、収縮期血圧≧180mmHg、または拡張期血圧≧120mmHgであり、臓器障害を伴う場合です。これは高血圧緊急症と呼び、集中治療室などで厳密な血圧管理を行う必要があります。急激な高血圧を伴う疾患としては、クモ膜下出血、脳出血、脳梗塞、てんかん発作、大動脈解離、甲状腺クリーゼがあげられます。

慢性的な血圧の上昇は、徐々に末梢血管抵抗を上昇させます。そのため、心臓は一定の心拍出量を維持するためにより強い心収縮が必要となるので、心臓の肥厚などの変化が生じ、左室肥大などの臓器障害が発生する可能性があります。また、腎臓、脳、眼底などの臓器でも障害を受けやすくなります。

高血圧を認めた場合は、原疾患の悪化や、高血圧の合併症を防ぐため、血圧を正常範囲にコントロールすることが大切です。原疾患がある場合にはその治療を行いますが、緊急で血圧を下げる必要がある場合には薬物療法を行うこともあります。

一方、緊急性のない高血圧では、対象者の生活習慣を見直すことが必要になります。食生活の改善と、適度な運動が大切です。肥満がある場合には、カロリー制限や運動によって体重もコントロールしていきます。対象者の生活を見直すことになるので、対象者に納得してもらうことが重要です。

▼高血圧を引き起こす疾患

脳	脳出血 脳梗塞 一過性脳虚血発作 認知機能障害
心臓	左室肥大 狭心症・心筋梗塞 心不全
腎臓	タンパク尿 腎障害・腎不全
血管	動脈硬化性プラーク 大動脈解離 閉塞性動脈疾患
眼底	高血圧性網膜症

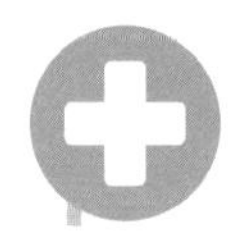

低血圧

低血圧の定義はガイドラインでは決まっていませんが、一般的には、収縮期血圧≦100mmHg、または拡張期血圧≦50mmHg以下とすることが多いようです。血圧が低下すると、次のような様々な症状が出現します。ただし、対象者によって出現する症状は異なります。血圧を構成する要素を複合的に捉えて、評価することが大切です。

●前負荷が減少している場合

前負荷は、心臓の拡張期の終末にどれだけの血液が心室にあるのかを示しています。前負荷が減少する場合の多くは出血です。循環血液量が低下することで前負荷が減少するのです。他には脱水が原因で循環血液量が減少する場合や、炎症が起きて循環血液が血管外漏出して循環血液量が減少する場合もあります。

このような場合は、血液の喪失を減らして循環血液量を保つことや、補液をして循環血液量を補うことが必要になります。また、対象者の下肢を挙上して、循環血液量を保つことも重要になります。留意点は、このような対応を行ったあと、対象者の反応を観察することです。仮に血圧が上昇しない場合は、他に原因がある可能性があります。

- 意識のレベルの低下
- 皮膚の冷感・蒼白
- 尿量の減少
- 毛細血管再充満時間（CRT＊）の延長

▼前負荷のイメージ

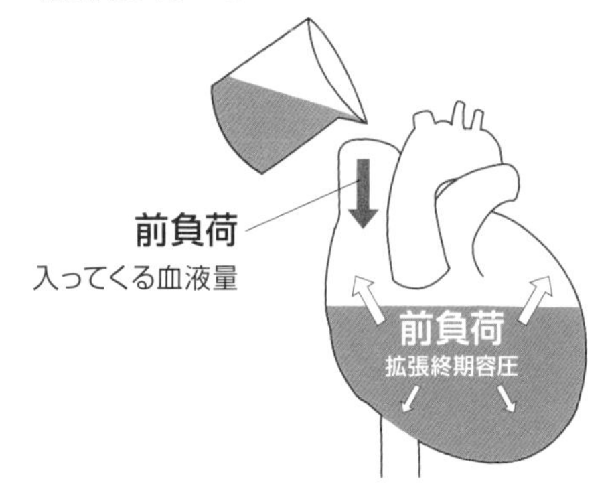

●後負荷が減少している場合

後負荷は、心臓が収縮するのにどれだけ負担がかかるのかを示しています。後負荷を減少させる代表的な病態としては、敗血症性ショック、アナフィラキシーショックがあげられます。敗血症性ショックは全身性の炎症によって、アナフィラキシーショックはアレルギー反応によって、末梢の血管拡張が起きます。

このような場合、循環血液量は保てていますが、末梢の血管が拡張しているので、相対的に前負荷が減ってしまいます。つまり、後負荷が減少している場合でも、前負荷にアプローチする輸液が必要ということです。輸液を行っても血圧が維持できない場合には、末梢血管抵抗にアプローチする血管収縮剤の投与が必要になります。また、これらのショックを起こしている薬剤や病原を特定し、中止もしくは除去するような介入も必要になります。

▼後負荷のイメージ

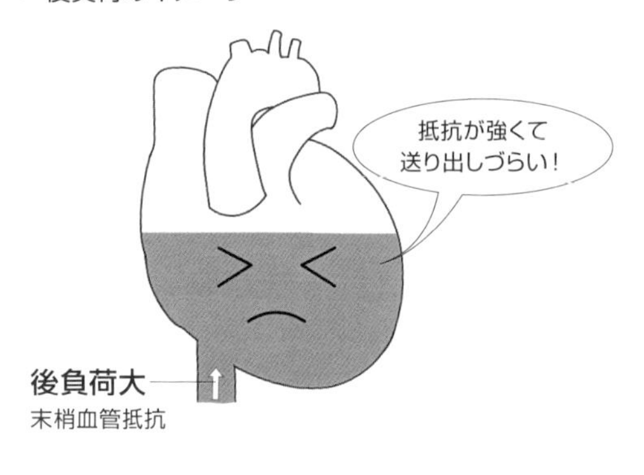

＊CRT　Capillary Refill Timeの略。

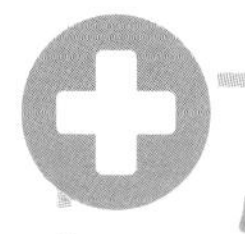

心筋収縮力が低下している場合

心筋収縮力とは、文字どおり心筋の収縮する力を示しています。心筋収縮力が低下する病態は、心筋梗塞などの虚血性疾患があげられます。原因としては、心筋梗塞などによる心筋の問題や、拡張型心筋症や弁膜症などによる心臓の器質性の問題、心室細動などの不整脈の問題が該当します。対応としては、原疾患の治療、心筋の問題であった場合には心筋収縮力を上げるための強心薬の検討があげられます。

心臓の収縮力については、心臓に流入する循環血液量が多くなると、その分だけ心臓は血液を多く拍出するため、収縮力を大きくするように調節しています。

しかし、心機能が低下すると、たとえ心臓に血液が多く流入したとしても、調節することができないため、心拍出量は増加しないのです。これをフランク・スターリングの法則と呼び、右の図のように表すことができます。

▼フランク・スターリングの曲線

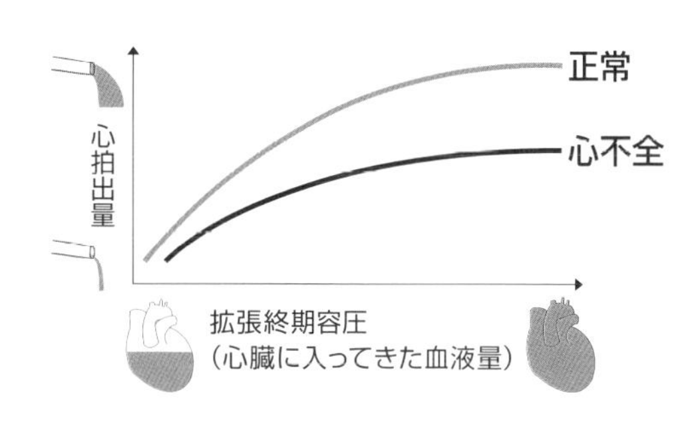

アナフィラキシーショックでは、咽頭浮腫による気道閉塞が起こる可能性について注意が必要です。対象者の血圧だけではなく、気道が狭くなっていないか観察する必要があります。具体的には、咽頭の違和感や、喘鳴、呼吸困難の項目を観察するようにしましょう。

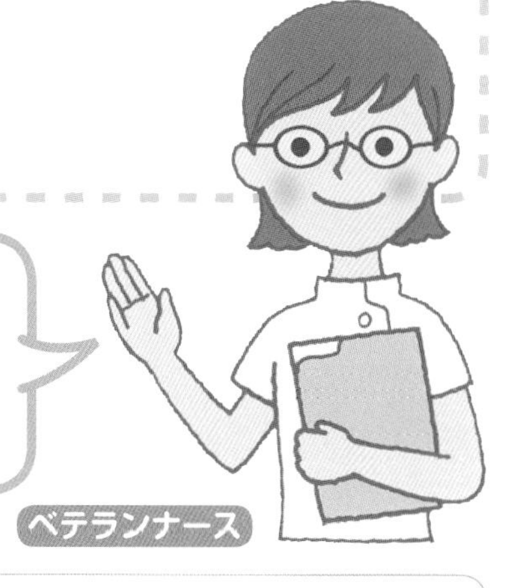

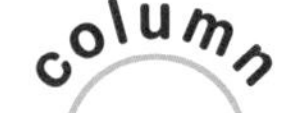

column

ショックを分類する

上述のショックとは「何らかの原因で低血圧となり、臓器の血液灌流(かんりゅう)が低下し、酸素やエネルギー基質の需要と供給のバランスが崩れた状態」です。つまり、何らかの原因で、主要な臓器に酸素を供給できなくなった状態を指しており、生命の危機に直結する状態です。ショックを早期に発見するためには、バイタルサインが重要な手がかりとなります。

一般的にショック状態では、血圧低下、頻脈、頻呼吸、尿量低下、意識障害などの症状が出現します。ショックの原因によって心原性ショック、循環血液量減少性ショック、血液分布異常性ショック、心外閉塞・拘束性ショックの４つに分類されます。それぞれのショックで看護師に求められる対応が異なるため、目の前で起きているショックは何に分類されるのか考えることがとても重要です。

▼ショック時の循環動態

ショックの分類	代表的な疾患	心拍出量	前負荷	末梢血管抵抗
心原性	急性心筋梗塞、不整脈、心筋症、心筋炎	↓	↑	↑
循環血液量減少性	大量出血、脱水	↓	↓	↑
血液分布異常性	敗血症、アナフィラキシー、脊髄損傷	→（↑）	→（↓）	↓
心外閉塞・拘束性	心タンポナーデ、緊張性気胸、肺塞栓症	↓	↓（→）	↑

心原性ショックは、心臓自体に問題が起きて心筋収縮力が低下することで、血液を循環させることができなくなることで起きます。心臓の疾患によって心臓のポンプ機能が障害されているので、原疾患の早急な治療が求められます。心筋梗塞では患者は激しい胸痛を訴えるので、患者の様子を注意深く観察しましょう。

循環血液量減少性ショックは、何らかの原因で循環血液量が減少し、心拍出量が低下することで起きます。人間の身体では、脈拍数を増加させることによって血圧を維持しようとするので、初期段階では血圧が下がらないこともあります。この場合は、心拍数の上昇が重要なサインになります。このとき看護師は、対象者の下肢を挙上し、血液を全身の重要臓器に循環できるようにします。治療は、前負荷の低下に対して、輸液・輸血が実施されます。看護師は、速やかに輸液・輸血が実施できるように、医師と連携して準備を進めます。

血液分布異常性ショックは、何らかの原因で末梢血管抵抗が低下し、相対的に循環血液量が低下することで起きます。末梢血管が拡張することによって四肢は温かくなります。後負荷の説明で述べましたが、相対的に前負荷が低下するので輸液が必要になります。それでも血圧の上昇がみられない場合には血管収縮剤が必要となります。

心外閉塞・拘束性ショックは、心臓自体の問題ではなく、心臓の外側で何らかの問題が起こり心拍出量が低下することで起きます。例えば心タンポナーデの場合は、心嚢内に多量の液体が貯留し、心臓の拡張が障害され心拍出量が低下します。つまり、循環血液量や心臓のポンプ機能、末梢血管抵抗に異常はないのですが、心臓を取り囲む心嚢の中に水や血液が貯留することで、心臓のポンプ機能が障害されてしまう状態なのです。心原性ショックと同様に、原疾患の早急な治療が求められます。

第一印象から、どの分類のショックか判断することが難しいケースもあります。まずは一般的なショックの症状から、対象者がショックを起こしていることに気づくことが大切です。そのうえで、なぜショックを起こしているのかを考えられるとよいと思います。

呼吸とは

呼吸の観察は、バイタルサインの中でも他の項目と比べると、
臨床で省略されがちかもしれませんが、
呼吸は、私たちが生命を維持するために必須である、
酸素を取り入れ不要な二酸化炭素を排出するという
重要な役割を担っています。
あらためて呼吸の意義を理解し、
必要な観察ポイントを押さえて観察し、
アセスメントに生かすことが、看護においては重要です。

呼吸とは

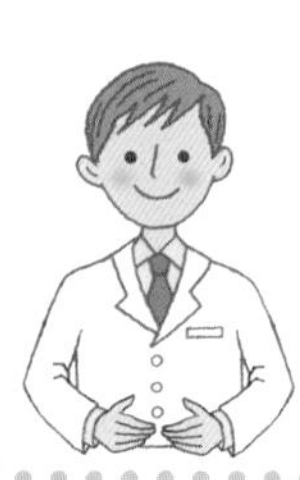

私たちが生命を維持するためには、常に栄養素を燃焼し、その物質代謝によって得られるエネルギーを利用することが必要です。この栄養素の燃焼に必要な酸素を取り入れ、代謝によって生じた二酸化炭素を排出することが、呼吸の最も重要な働き、意義です。したがって、呼吸状態に異常が生じると、私たちの生命維持にも大きな危険が及ぶために、バイタルサインの一つとして捉え、観察・評価する必要があるのです。

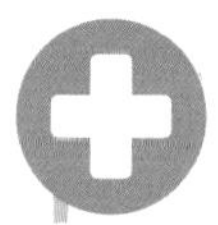

人間にとっての呼吸の意義、観察の目的

呼吸を一口で言うと「ガス交換」といえますが、呼吸には**外呼吸**と**内呼吸**の２つの過程があります。外呼吸とは外気を鼻から肺内に吸い込み、肺胞内に取り入れた空気と、そこを流れる血液との間で行われるガス交換のことです。また内呼吸は、全身の細胞組織とそこを流れる血液との間で行われるガス交換のことをいいます。一般にいう「呼吸」とは外呼吸を指し、本書でも「外呼吸」について述べますが、その前に私たち人間の「呼吸調節機能」について簡単に触れておきます。

● 呼吸調節の仕組み

酸素の摂取量は、大気中の酸素量に影響されますが、私たちの酸素摂取量や二酸化炭素の排出量が多少変化したとしても、すぐに異常が起こるわけではなく、動脈血中の酸素分圧（PaO_2）と二酸化炭素分圧（$PaCO_2$）は正常の範囲内に調節されています。これは、私たち人間の呼吸調節系によって、換気量が厳密にコントロールされているからです。

呼吸中枢は、脳幹部の橋と延髄に存在し、末梢化学受容器、中枢化学受容器からの情報を受けて、私たちの呼吸を制御しています。末梢化学受容器には、**頸動脈小体**（総頸動脈の分岐部）と**大動脈小体**（大動脈弓の近く）があり、動脈血中の酸素分圧（PaO_2）とpHの低下、動脈血中の二酸化炭素分圧（$PaCO_2$）の増加に反応します。**中枢化学受容器**は、延髄に存在し、動脈血中の二酸化炭素分圧（$PaCO_2$）の変化に反応します。

これらの化学受容器の情報から、延髄では呼吸のリズムを決め、横隔膜、肋間筋などの呼吸筋に働きかけて、１回換気量や呼吸数を調節しているというわけです。例えば、低酸素血症のときに換気が増大するのはこの仕組みによるものです。

まずは、私たち人間の呼吸は、気管や肺などの呼吸器だけではなく、呼吸運動に関わる呼吸筋や横隔膜、そして呼吸中枢のある大脳の働きが欠かせないということを理解しましょう。

▼呼吸調節の仕組み

大脳皮質

呼吸中枢（橋・延髄）

制御する

情報を送る

情報

呼吸筋：横隔膜
肋間筋

血液中 pH
$PaCO_2$
PaO_2の情報

末梢化学受容器
：頸動脈小体、大動脈小体
中枢化学受容器
肺などの受容器

意識的な調整や感情に影響される呼吸

私たちは、脈拍（心拍）を自分の意思でゆっくりにしたり速くしたり、あるいは体温を自身の力で高くしたり低くしたりすることはできませんが、呼吸については、少しの間息を止めたり、意識的に呼吸を速めたりゆっくりにしたりすることは可能です。ですから、バイタルサイン測定時、患者さんに呼吸を意識させないために、私たちは脈拍をみるふりをして呼吸数を数えているわけですよね。ただし、意志の力で呼吸をコントロールするには限界があり、血中の酸素量が減少しpHが低下してくると、呼吸中枢は私たちの意思（大脳皮質からの命令）を無視して正常な呼吸を再開します。

また、感情によって呼吸の回数や深さが変わることもご存知だと思います。恐怖映画を見ていて思わず息を止め、恐怖のあまり呼吸が荒くなった経験はありませんか？　若い女性に多い過換気症候群も、不安発作により起こることがあります。このように、器質的な問題以外でも呼吸に影響を与えるということを知ったうえで、呼吸のアセスメントをすることも必要です。

換気を中心とした呼吸のメカニズム

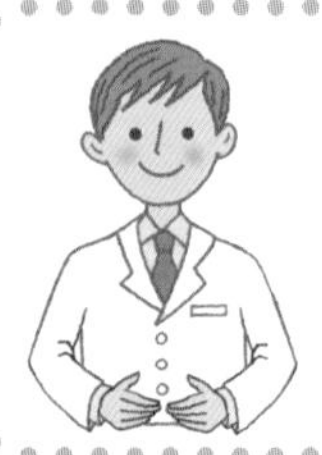

呼吸は大脳、そして血中の酸素や二酸化炭素の量、pHなど様々な因子の影響を受けているわけですが、外からの観察でわかるのは呼吸の状態、つまり「換気」がどれくらいできているか、ということになります。「換気」のメカニズムについて、復習しましょう。

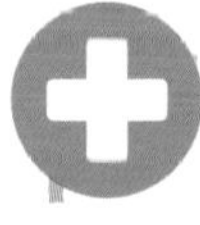

換気のメカニズム

換気とは、気道を中心として肺に出入りする空気の移動のことであり、肺の中に空気が流入する吸気と、空気が肺の外に移動する呼気の2つの過程からなります。

肺は心臓と違い、肺自体が膨らんだりしぼんだりはできません。肺が入っている胸郭の容積を変化させることで、肺が膨らむのです。そしてこの胸郭の容積を変化させる方法が呼吸運動であり、主に肋間筋（特に外肋間筋）と横隔膜という呼吸筋によって行われています。前項で述べたように、この呼吸筋をコントロールしているのは、呼吸中枢、そして血中の酸素・二酸化炭素分圧、pHなどの化学受容器でしたね。

吸気時は、横隔膜が収縮して下降するとともに、外肋間筋も収縮することで肋骨が挙上し、胸郭が広がります。肺における空気の出入りには、圧力が関係しており、胸郭が広がることにより胸腔内の圧力が低下し、強い陰圧になるのに伴って肺が膨らむわけです。吸気の約60~70%は横隔膜の働きによるものであり、横隔膜を使う腹式呼吸が換気に有効なことが、このことからもわかりますね。

一方、呼気は受動運動です。横隔膜や外肋間筋の収縮がゆるみ、胸郭の容積が小さくなると、胸腔内の圧力がその分高くなり、その圧力で空気も押し出されます。これが呼息です。

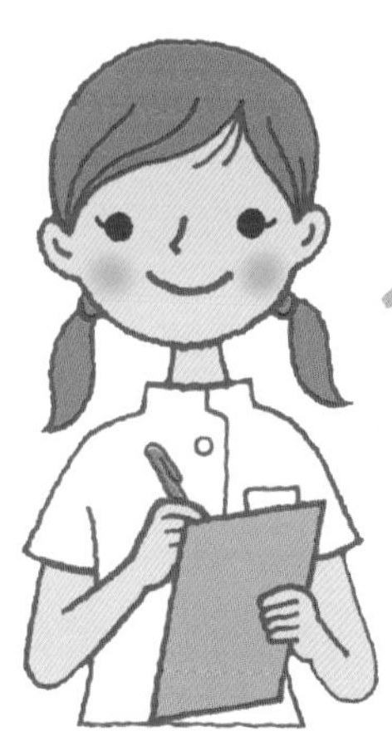

呼吸の観察では、呼吸数を数えるだけではなく、換気状態をみるために、胸郭の動きや横隔膜の動きも観察することが大切なのですね。正しい観察のためには、多くの患者さんの呼吸を観察して慣れることも必要ですね。

▼呼吸のメカニズム

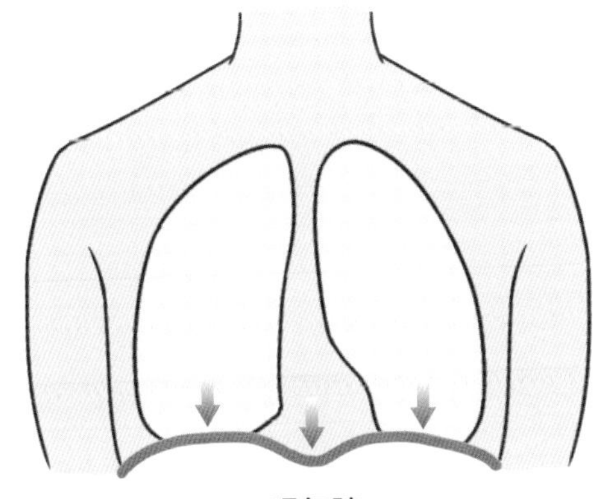

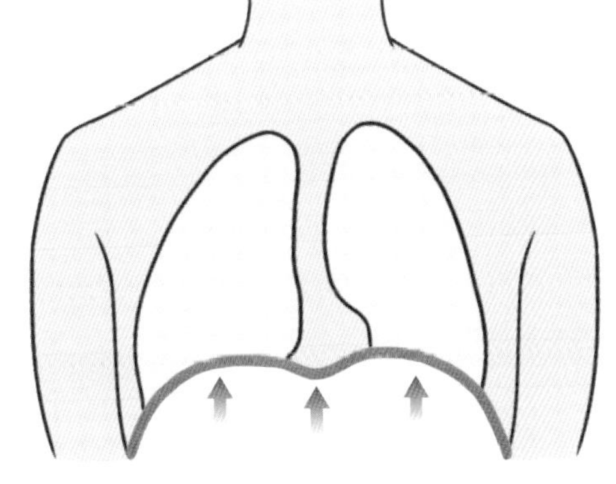

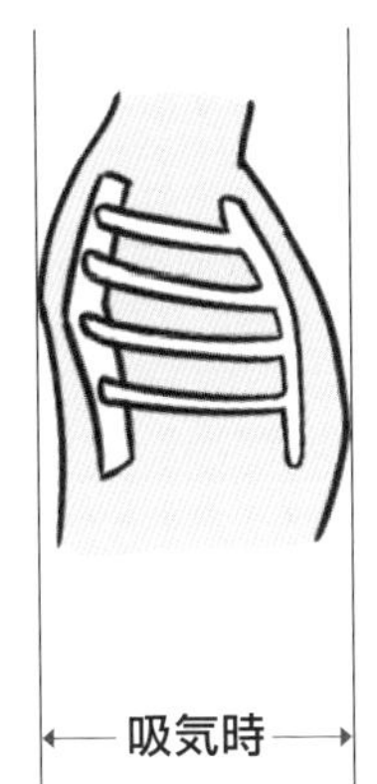

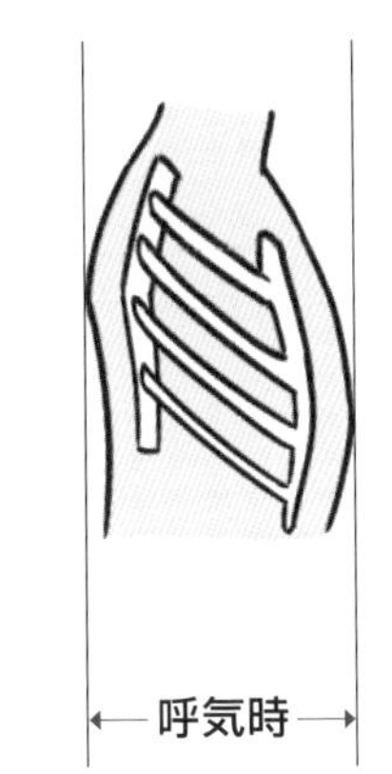

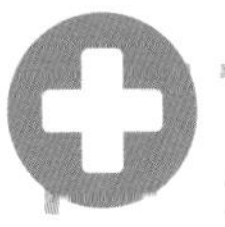

換気の指標＝肺胞換気量

呼吸の観察とは、換気の効率をみることですが、換気の効率を何でみるか、というと「肺まで到達して肺胞でガス交換される量」＝ **肺胞換気量**です。私たちが息を吸った場合、すべてが肺まで到達するわけではありません。鼻や口から肺胞まで到達できない部分、すなわちガス交換に関与しない部分を**死腔**と呼びますが、成人で死腔は約150mLです。つまり、呼吸1回分の肺胞換気量（1回肺胞換気量）は、1回換気量から死腔量を引いた値になります。肺胞換気量は通常、1分間あたりの分時肺胞換気量でみますので、式として表すと次のとおりです。

分時肺胞換気量
＝1回肺胞換気量×呼吸数／分
＝（1回換気量ー死腔量）×呼吸数／分

1回換気量は、成人でおよそ400～500mL、正常な呼吸数は約14～18回/分ですので、正常な肺胞換気量は約4000～5000mLです。呼吸数を数える目的は、分時肺胞換気量の推定のためということを理解してください。

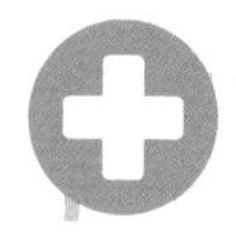

呼吸に影響を及ぼす生理的要因

　呼吸状態をアセスメントするにあたっては、呼吸に影響を与える、次の生理的要因について理解しておく必要があります。

年齢：小児では体表面積あたりの代謝率が成人より大きいこと、また、幼児までの間は、胸郭や呼吸筋の働きが未熟なことにより１回換気量が少ないため代償的に呼吸数が多くなります。
運動：運動時は酸素消費量が多くなることで、呼吸数は増加します。
入浴：代謝が亢進すると呼吸数は増加し、呼吸の深さも増大します。また湯船に身体をつけると静水圧の影響で胸郭、腹部が圧迫され、横隔膜や胸郭の呼吸運動が抑制されるため、呼吸数が増加することもあります。一方、入浴によりリラックスできると副交感神経が優位となり呼吸数が減少する場合もあります。
精神状態：精神的な緊張やストレス状態のときには、交感神経が優位となり、呼吸数が増加します。若い女性に多くみられる**過換気症候群**は、発作的に過剰換気を起こします。
体位：仰臥位では横隔膜の下方への動き、胸郭の拡張が制限されることにより、座位や立位より呼吸運動が制限されます。呼吸困難の患者さんが、**起坐呼吸**をするのはこの理由からです。

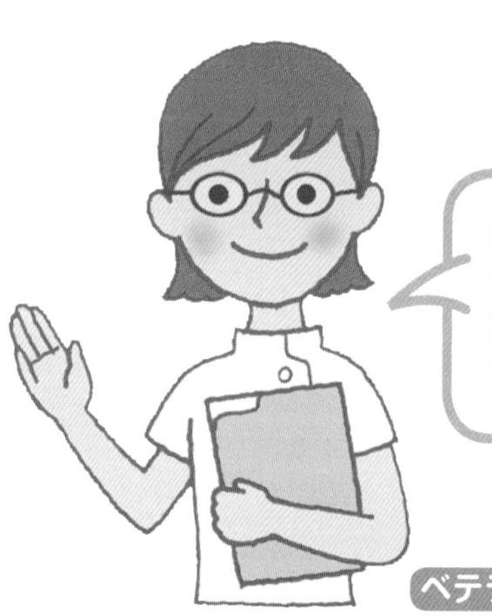

呼吸は、食事や運動、精神状態など、いろいろな因子で変化するので、患者さんの呼吸の測定前の状態や、測定時の状態をよく観察したうえで、呼吸の観察結果を評価することが大切です。年齢によって呼吸数の基準値が違うことにも注意が必要ですね。

呼吸の観察項目、観察ポイント

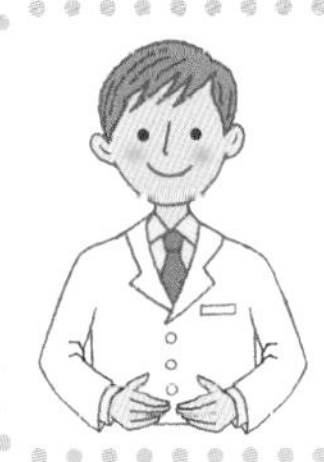

一般的に体温表には呼吸の回数しか記録されていないことが多いですが、前述のとおり、呼吸の観察の意義は「肺胞換気量の推定」ですから、回数だけではなく深さやリズムの観察も大切です。以下で基本的な呼吸の観察ポイントを理解しましょう。

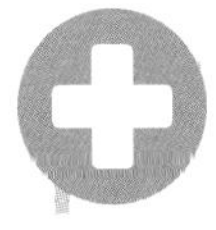

呼吸数

1分間あたりの肺胞換気量（分時肺胞換気量）を推定するために呼吸数を測定するわけですが、では呼吸の観察は「数」だけでよいでしょうか？ 89ページの式からわかるように、「1回肺胞換気量（1回換気量−死腔量）」も必要です。

呼吸困難時には呼吸が速く浅くなるということは経験されていると思いますが、浅い呼吸のときは、1回あたりの換気量は通常より少なくなっています。1回量が少ない分、呼吸数を多くしてトータルの分時肺胞換気量を維持しようとしているわけです。このことから、肺胞換気量の推定のためには、呼吸の数だけでなく「深さ」も観察する必要性があることを押さえてください。

さらに、正常な呼吸は「規則正しいリズム」であり、吸気：呼気：休息期が約1：1.5：1といわれています。呼吸のリズムもあわせて観察し、異常がないかどうかの判断につなげましょう。

呼吸は数だけではなくて「深さ」も観察されるのですね。
患者さん

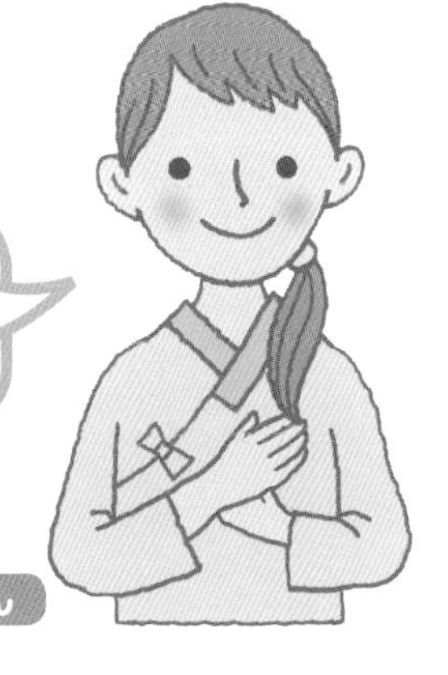

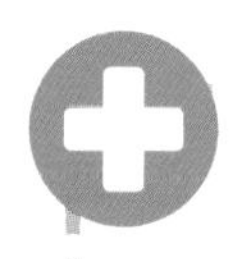

呼吸の観察項目とポイント

呼吸の数や深さ、リズムは意識して変えられるため、自然な呼吸を観察するためには、対象者が意識しないように、脈拍測定に続いてそのまま観察します。

患者さんの様子が安定しているときは30秒の観察でもいいのですが、15秒のみで4倍というのは、誤差が大きいのでやめましょう。また、呼吸に異常がありそうなときはできるだけ1分間測定しましょう。

▼呼吸の観察ポイントと正常所見・異常例

項目	正常所見	異常例
どのような呼吸をしているか	自然で楽そうな呼吸	・努力呼吸（補助呼吸筋＊を使って呼吸している状態） ・起坐呼吸位をとっている
胸郭の動きの左右対称性	胸郭が左右均等に動く	・胸郭の左右不均衡な動きは呼吸運動の異常を示す
呼吸のリズム	規則正しいリズム	・不規則、無呼吸時期がある ・チェーンストークス呼吸、ビオー呼吸、クスマウル呼吸　など
呼吸の深さ	適度な深さ（浅すぎず深すぎず）	・異常に浅い呼吸 ・異常に深い呼吸
呼吸の型	胸式、胸腹式、腹式	
呼吸数	成人では12～18回／分 （年齢によって異なる）	・頻呼吸 ・徐呼吸　など

▼努力呼吸

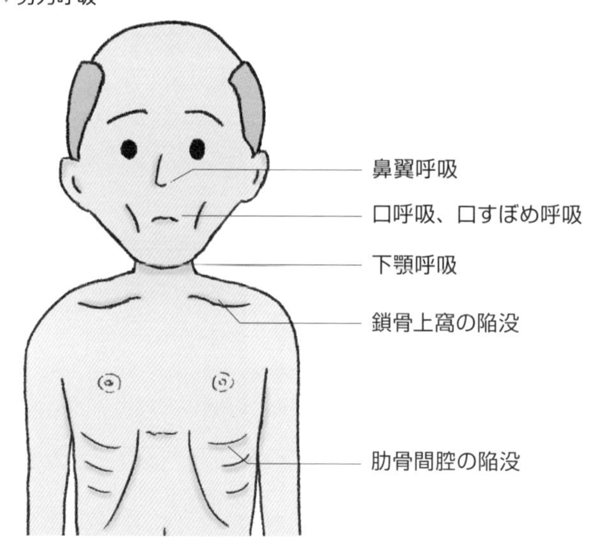

＊**補助呼吸筋**　吸気補助呼吸筋ともいう。胸鎖乳突筋、僧帽筋、斜角筋の総称。

▼呼吸パターンの種類

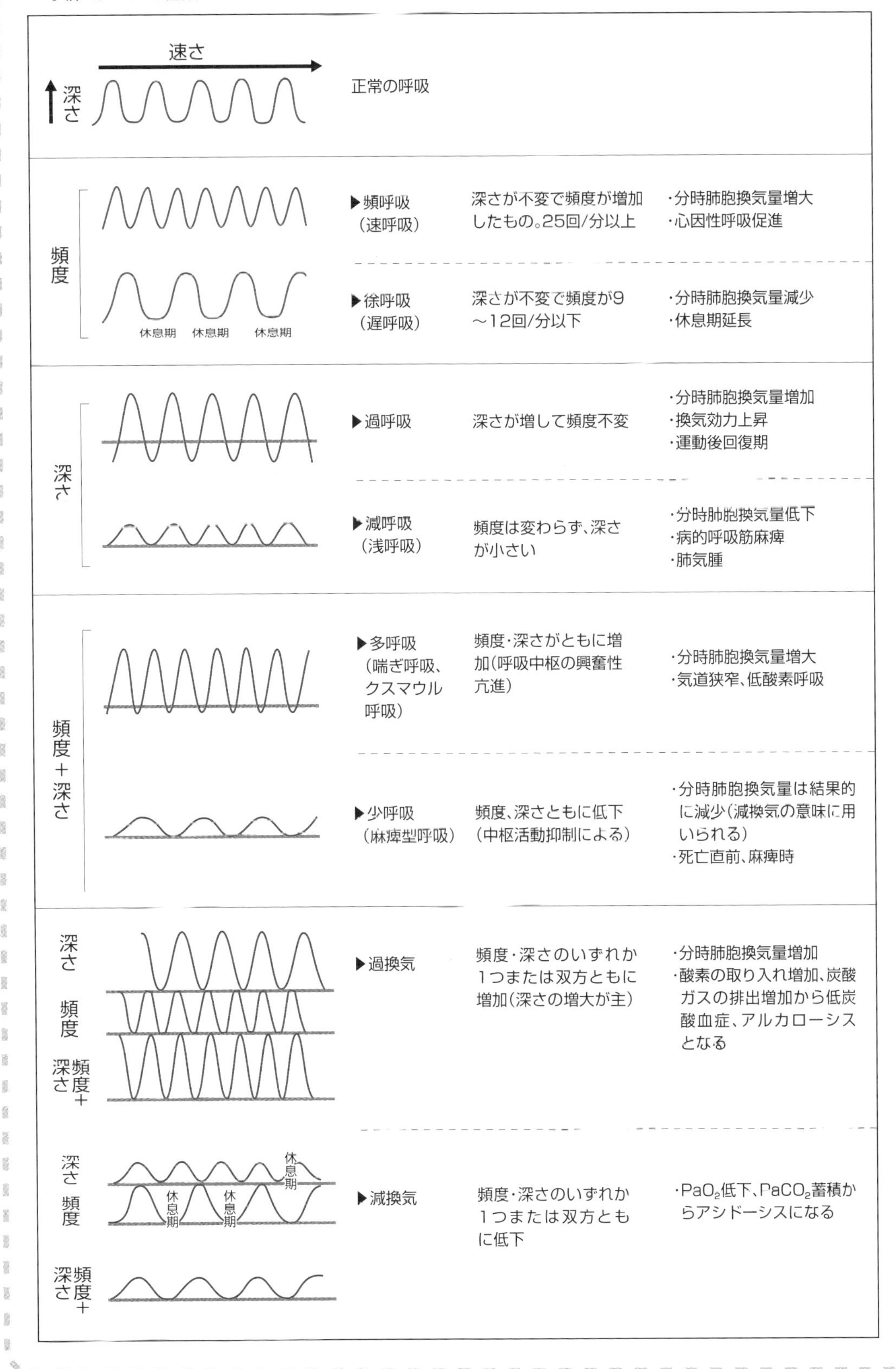

区分	呼吸パターン	説明	特徴
速さ／深さ	正常の呼吸		
頻度	▶頻呼吸（速呼吸）	深さが不変で頻度が増加したもの。25回/分以上	・分時肺胞換気量増大 ・心因性呼吸促進
頻度（休息期 休息期 休息期）	▶徐呼吸（遅呼吸）	深さが不変で頻度が9～12回/分以下	・分時肺胞換気量減少 ・休息期延長
深さ	▶過呼吸	深さが増して頻度不変	・分時肺胞換気量増加 ・換気効力上昇 ・運動後回復期
深さ	▶減呼吸（浅呼吸）	頻度は変わらず、深さが小さい	・分時肺胞換気量低下 ・病的呼吸筋麻痺 ・肺気腫
頻度＋深さ	▶多呼吸（喘ぎ呼吸、クスマウル呼吸）	頻度・深さがともに増加（呼吸中枢の興奮性亢進）	・分時肺胞換気量増大 ・気道狭窄、低酸素呼吸
頻度＋深さ	▶少呼吸（麻痺型呼吸）	頻度、深さともに低下（中枢活動抑制による）	・分時肺胞換気量は結果的に減少（減換気の意味に用いられる） ・死亡直前、麻痺時
深さ／頻度／深さ＋頻度	▶過換気	頻度・深さのいずれか1つまたは双方ともに増加（深さの増大が主）	・分時肺胞換気量増加 ・酸素の取り入れ増加、炭酸ガスの排出増加から低炭酸血症、アルカローシスとなる
深さ（休息期）／頻度（休息期 休息期）／深さ＋頻度	▶減換気	頻度・深さのいずれか1つまたは双方ともに低下	・PaO_2低下、$PaCO_2$蓄積からアシドーシスになる

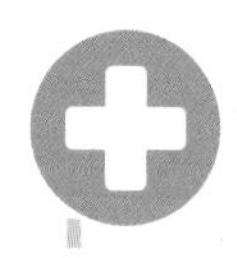

呼吸状態以外の重要な客観的情報

呼吸状態の観察に加えて、呼吸状態をアセスメントするためには、次の情報も必要です。

●パルスオキシメーターによる酸素飽和度

chapter 1 (p.14) で説明したパルスオキシメーターを用いて、簡便に動脈血中酸素飽和度を測定できますので、呼吸状態の観察と同時に測定し、その値から判断することが必要です。

正常値は98%以上ですが、慢性呼吸不全の患者では95%を維持できていればよいという目安もあるので、その値を把握したうえで緊急性を判断しましょう。

酸素飽和度に関しては、下の図に示す「ヘモグロビンの酸素解離曲線」を理解することが大切です。$SpO_2$90%は、動脈血中酸素分圧 (PaO_2) 60%を意味しており、酸素吸入開始の目安であることに注意してください。

●チアノーゼ (爪床部、口唇色) の観察

チアノーゼは、毛細血管中の還元ヘモグロビン (酸素と結合していないヘモグロビン) が5 g /dL以上に増加したときに生じる、皮膚の色が青紫色に変化する現象です。皮膚が薄く、毛細血管が豊富な口唇や爪床の色に変化がみられるときは、肺のガス交換に問題があり、酸素供給が十分に行われていないと判断できます。

ただし、貧血でヘモグロビンが減少しているときには出にくいので (還元ヘモグロビン量も減るため)、チアノーゼがないから大丈夫、とはいえない点に注意しましょう。患者のヘモグロビン値とともに評価することが必要です。

●呼吸音聴診

患者さんが呼吸困難を訴えているときや、努力呼吸時、酸素飽和度が低下しているときには、気管～肺胞での換気状態を推定することができる、呼吸音の聴診を行うべきです。

聴診のポイントは次ページの表のとおりですが、全肺野を系統的に聴診するために、前面、側面、背面から聴診することを忘れないでください。

▼ヘモグロビン酸素解離曲線

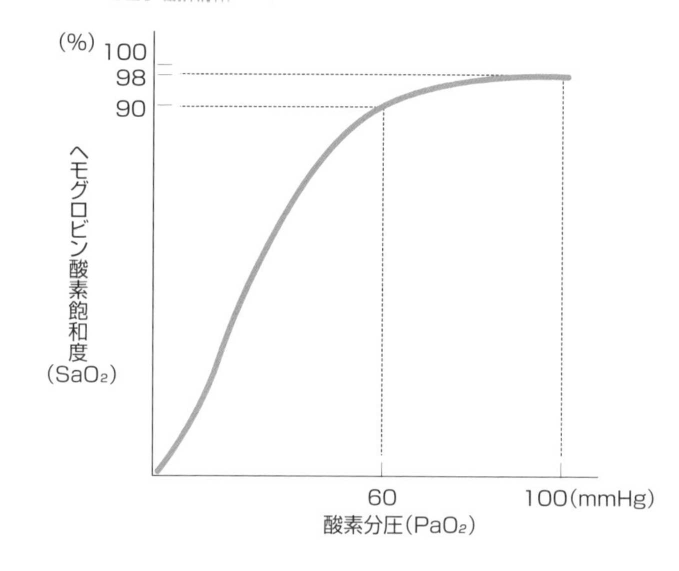

▼呼吸音の聴診のポイント

	聴診のポイント	正常所見	異常所見
正常な呼吸音かどうか	●聴取部位と聴取される呼吸音との関係	気管部：気管（支）呼吸音 気管分岐部：気管支肺胞呼吸音 肺野全体：肺胞呼吸音	肺野で気管（支）呼吸音や気管支肺胞呼吸音が聴取される➡炎症を示唆
	●呼吸音の減弱・消失の有無、左右対称性	呼吸音は左右対称に聴取され、減弱・消失はない	左右差、減弱・消失部位がある➡無気肺、胸水貯留時、気胸など
	●呼吸音の増強の有無、左右対称性	呼吸音は左右対称に聴取され、増強はない	左右差、増強部位がある➡肺炎、肺線維症など 呼吸困難時換気量が増大➡呼吸音増加 腫瘍など気管支閉塞➡閉塞側で減弱・消失、健側で代償性に増大
	●呼気延長の有無	吸気：呼気の割合は聴取部位により一定であり、呼気延長はない	正常の割合より呼気が延長している➡気管支喘息
副雑音の有無	副雑音があれば ●部位 ●吸気時・呼気時のどちらで聴かれるのか ●連続性か断続性か（高音か低音かという音の性質も）	正常では、副雑音が聴取されることはない。どのようなときでも、副雑音が聴取されれば何らかの異常を示している	連続性副雑音 ●低音性＝類鼾（るいかん）音（いびき） ●高音性＝笛声音（wheeze：ウィーズ） 断続性副雑音（crackles：クラックル） ●細かい＝捻髪（ねんぱつ）音 ●粗い＝水疱音

看護師にとってのフィジカルアセスメントの重要性が高まっていますが、特に呼吸音の聴診は、看護師にとって最も必要なフィジカルイグザミネーション技術のひとつです。呼吸音の正しい聴診技術を獲得するためには、経験を積むことも重要ですので、積極的にベッドサイドで聴診し、ベテランナースや医師に教えてもらいながら、知識、技術を身につけましょう。

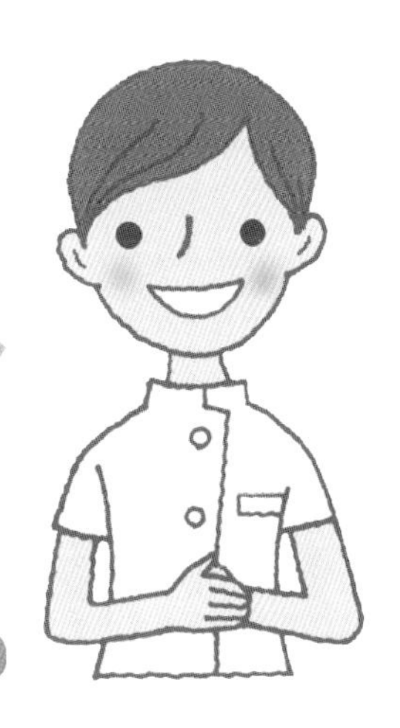

先輩ナース

主な呼吸の異常と看護ケア

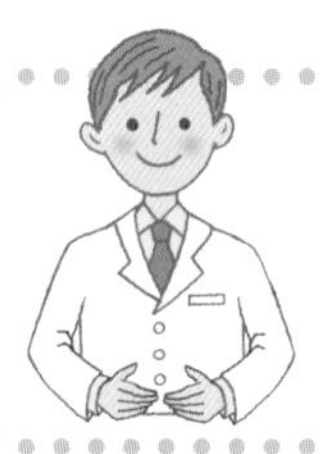

呼吸の異常の早期発見のためには、主な異常所見を知っておくことが大切です。以下の呼吸の異常とその主な原因について理解し、アセスメントに生かしましょう。

数と深さの異常

前節「呼吸の観察項目、観察ポイント」で説明しましたが、呼吸数と呼吸の深さの異常は、93ページの表に示したとおり、様々なパターンがあります。

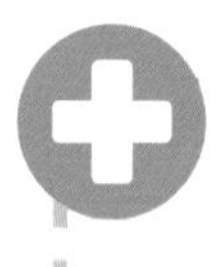

呼吸のリズムの異常

呼吸は正常では規則正しいリズムです。代表的なリズム異常として次に示す呼吸があります。

●チェーンストークス呼吸

呼吸中枢の感受性が低下しているときに出現する呼吸で、15～20秒程度の無呼吸のあと、次第に呼吸の数と深さが増大し、その後は数と深さが減少し、再び無呼吸の状態に戻るというサイクルを繰り返す呼吸です。脳出血、脳腫瘍、脳外傷などでみられます。

●ビオー呼吸

深さ、頻度が一定しない呼吸が4～5回続いたあと、突然一時無呼吸となり、再び元の呼吸に戻るというサイクルの呼吸です。呼吸中枢がチェーンストークス呼吸よりさらに深く麻痺している状態で、脳出血、脳腫瘍、髄膜炎などでみられます。

●クスマウル呼吸

異常に深く大きな呼吸が繰り返されるパターンです。糖尿病、尿毒症によるケトアシドーシスで見られる呼吸です。

▼代表的な異常呼吸

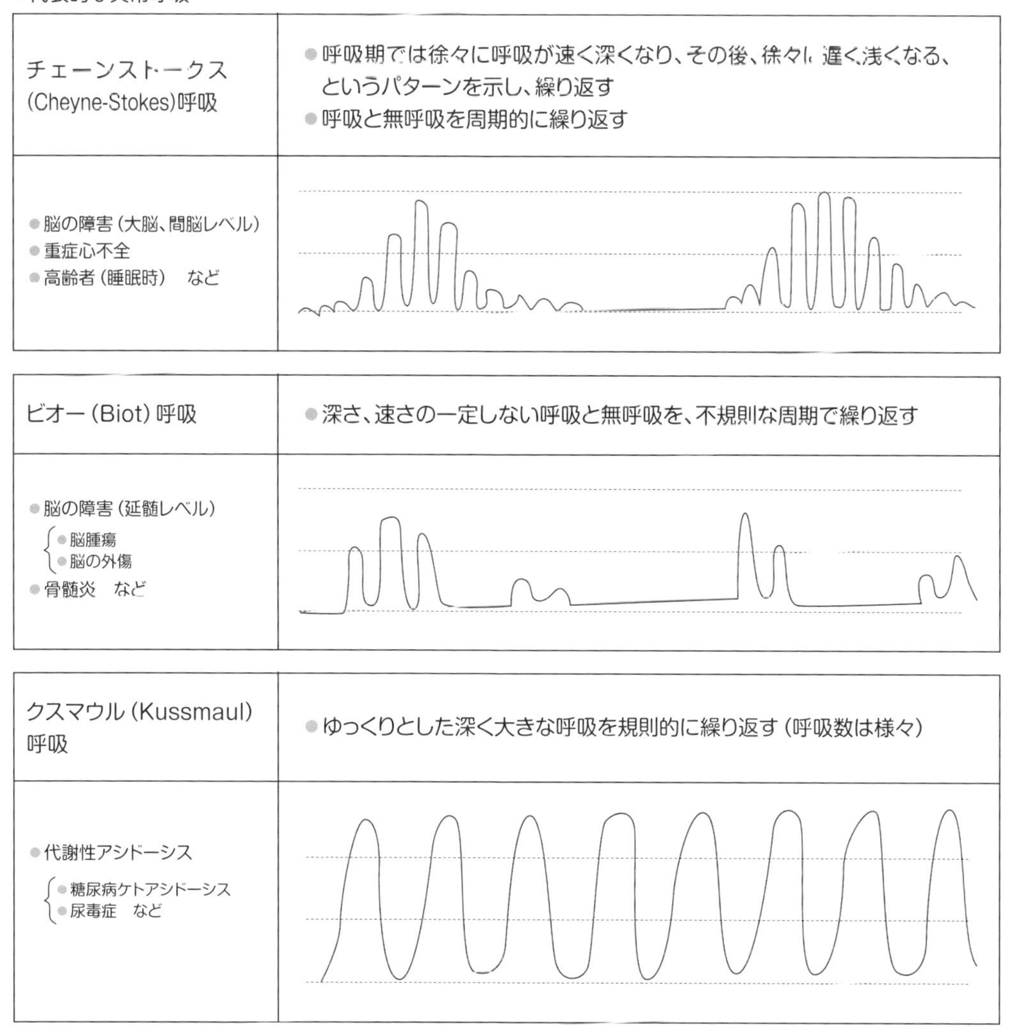

チェーンストークス(Cheyne-Stokes)呼吸	●呼吸期では徐々に呼吸が速く深くなり、その後、徐々に遅く浅くなる、というパターンを示し、繰り返す ●呼吸と無呼吸を周期的に繰り返す
●脳の障害(大脳、間脳レベル) ●重症心不全 ●高齢者(睡眠時) など	
ビオー(Biot)呼吸	●深さ、速さの一定しない呼吸と無呼吸を、不規則な周期で繰り返す
●脳の障害(延髄レベル) {●脳腫瘍 ●脳の外傷} ●骨髄炎 など	
クスマウル(Kussmaul)呼吸	●ゆっくりとした深く大きな呼吸を規則的に繰り返す(呼吸数は様々)
●代謝性アシドーシス {●糖尿病ケトアシドーシス ●尿毒症 など}	

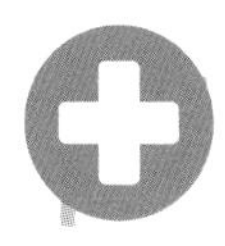

体位の異常:起坐呼吸

前述したように、起坐呼吸は、横隔膜や胸郭がより動きやすい座位をとるということと、座位をとることにより静脈還流量を減少させ、胸腔内のうっ血状態の憎悪を防ぐという意味もあります。うっ血性心不全時、肺水腫などによる呼吸困難時にみられる体位です。

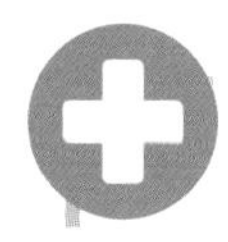

その他の異常呼吸

呼吸困難時や慢性呼吸不全の患者さんでは、以下のような呼吸状態がよくみられます。どのような機序で起こっているのか理解することが大切です。

●努力呼吸

努力呼吸とは、通常の呼吸筋だけでは必要な換気量を得られないため、補助呼吸筋を使って呼吸している状態です。吸気時に鎖骨上窩や肋間が著しく陥没するのがみられます。鼻翼呼吸も努力呼吸のひとつです。

●口すぼめ呼吸

肺気腫など、肺胞が破壊され拡大し、空気が取り込まれて過膨張している患者さんでは、呼気時には気管支を取り囲んでいる肺胞内圧が、気管支内圧より高くなって気管支を圧迫し、気管支狭窄を起こします。口すぼめ呼吸によって、気管、気管支の内圧を高め、周囲からの圧力に対抗して狭窄を防ぎ、呼気を容易にすることができるため、口呼吸をしています。

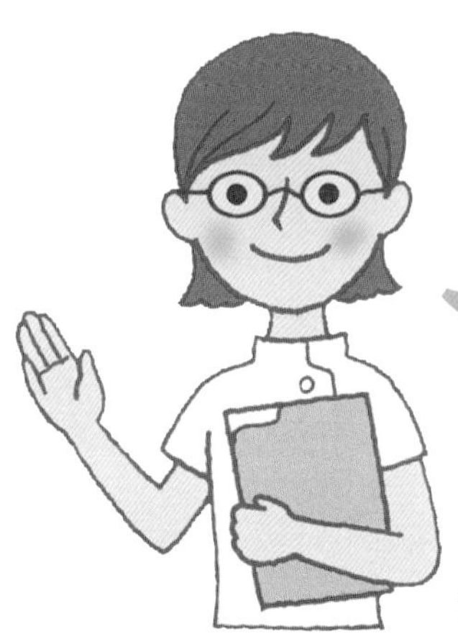

意識がある患者さんは、呼吸が苦しいと非常につらいものです。まずは落ち着いて呼吸ができるように声をかけ、少しでも患者さんが安楽になるような看護援助を心がけましょう。

呼吸困難時の看護

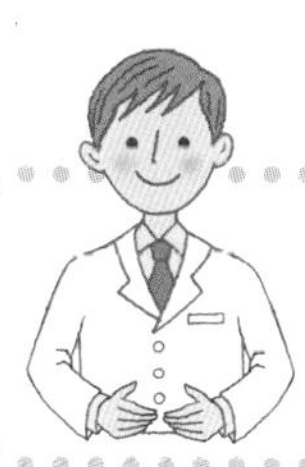

呼吸状態の観察や酸素飽和度の測定によるアセスメントの結果、異常を認めた場合には、対象の状態に応じて次のような援助を行いましょう。

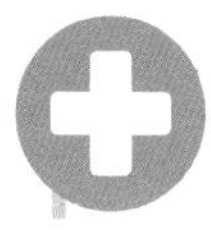

体位を整える

仰臥位より座位のほうが換気効率がよく、肺うっ血を軽減します。必要に応じて呼吸が楽な体位になるように援助しましょう。

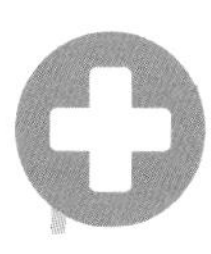

効果的な換気を促す

浅い速迫した呼吸では換気効率が悪いため、患者に声をかけ、ゆっくりした腹式呼吸を促しましょう。

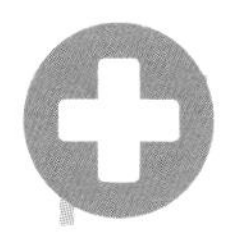

痰の喀出を支援

痰などの分泌物による気道狭窄が見られるときには、痰の喀出を促したり、必要時には吸引を行いましょう。痰が喀出しやすいように、痰の粘稠（ねんちゅう）度を下げるための水分補給や病室の湿度管理も日常生活上の看護援助につながります。

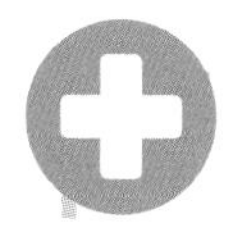

酸素吸入の準備

必要時、速やかに酸素吸入ができるように準備しましょう。

MEMO

尿量

尿量の変化は体内の循環動態を反映しています。
従来、一般的にバイタルサインは
体温、血圧、脈拍、呼吸、意識を指していました。
しかし、腎臓は尿を排泄し体液量を一定に保つ役割を担っているため、
尿量を測定し、他のバイタルサインと合わせて
患者さんの身体変化を把握することは
生命徴候をアセスメントするうえで重要です。

尿量

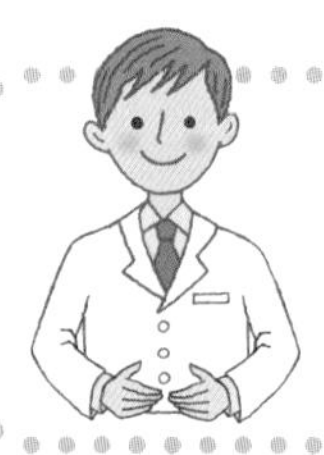

腎臓は末梢血液中の老廃物を濾過(ろか)して尿をつくり、排尿路(尿管・膀胱・尿道)から老廃物や異物を排泄しているため、尿量の変化は体内の循環動態を反映しています。

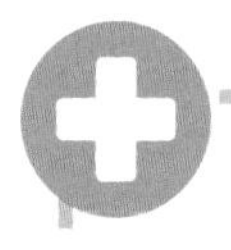

尿量とは

腎臓は血液濃度やpH、血液量や血圧を調整し、血液浸透圧を維持するなど重要な役割を担っています。そして、腎臓と排尿路からなる泌尿器は尿を排泄し体液量を一定に保っているため、尿量を測定することはバイタルサイン(生命徴候)として、患者さんの身体変化を把握する重要な手がかりとなります。

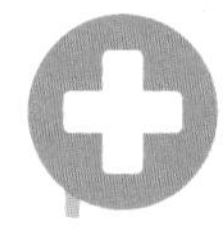

なぜ尿量を観察する?

人間の健康状態は常に変化していますが、健康な状態では、病状の変化や運動などによる身体的負荷、食べ物の偏りなどにも身体の生理的機能が対応して、恒常性を保つように働いています。

しかし、臓器や機能の疾病、高齢に伴う臓器機能の低下、小児など身体が小さくその機能も未熟な段階では、負荷に対する恒常性の維持ができず、急激な変化が起こりやすい状態にあります。実際は急激な変化が起こる前に小さな変化が患者さんに生じているため、私たち看護師は患者さんを観察し、面接とフィジカルイグザミネーションから情報収集、アセスメントをする中でこの小さな変化に気づき、状態を予測し、報告・提案しなければなりません。

尿量は体内の循環動態を反映しており、体液量を一定に保つ仕組みがあるため、尿量が変化するということはその他のバイタルサインの変動のリスクが非常に高くなります。

尿量は医師からの指示なしに、看護師個人が独自の判断で観察できる項目です。異常を早期発見するためにも日々の観察において変化を予測し、尿量とその他のバイタルサインの変化から全身状態をアセスメントする必要があります。

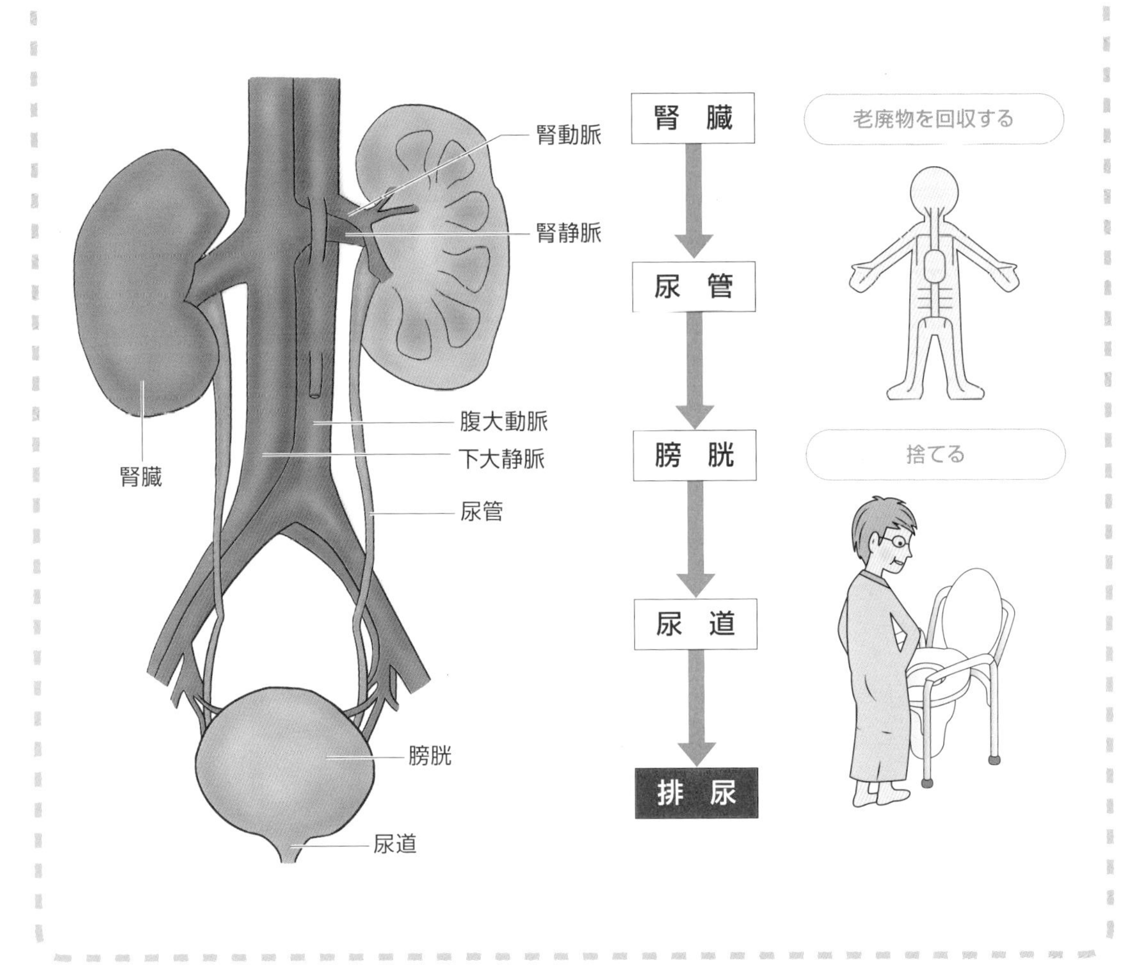

亡くなる前の変化の一つとして尿量が少なくなり、濃黄色になるのを観察するのは、腎臓そのものの機能だけでなく、循環動態や恒常性を確認しているのですね。

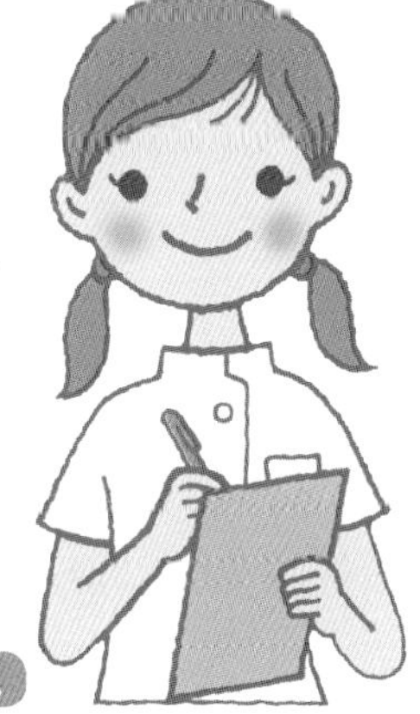

尿の生成から排尿までのメカニズム

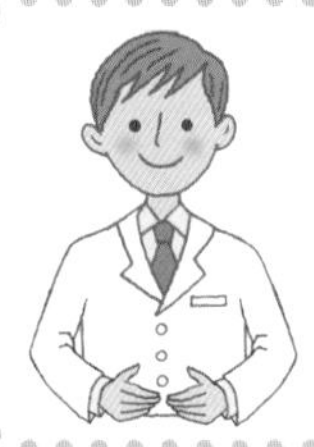

尿量の観察・評価は、体内の循環動態の把握とバイタルサイン変動の予測につながります。尿の生成から排出までのメカニズム、腎臓の機能、乏尿・多尿のメカニズム、代表的な病態を把握し、適切な臨床判断につなげることが看護師の重要な役割になります。

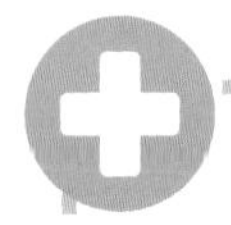

泌尿器

身体の中の老廃物を処理する泌尿器は、

❶末梢血液中の老廃物を濾過して尿を生成する腎臓
❷老廃物を排泄する尿管・膀胱・尿道（この3つを**排尿路**と呼ぶ）

から成り立っています。

▼尿の生成～排出のメカニズム

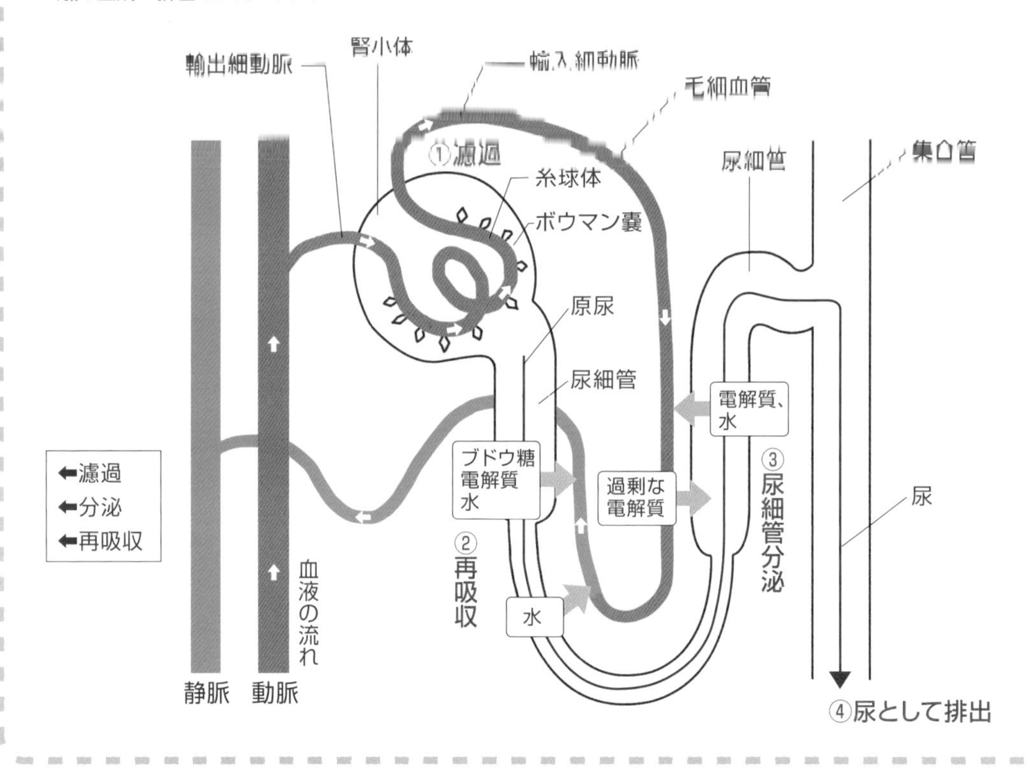

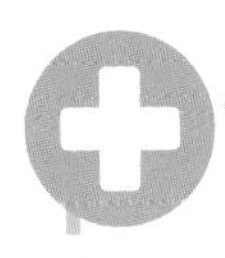

尿の生成のメカニズム

血液とともに体内で生成された老廃物や余分な水分は腎動脈を通り、毛細血管へと運ばれ腎小体に入ります。腎臓の中には約100万個のネフロンがあり、個々のネフロンは血液を濾過する腎小体と濾過液を運ぶ尿細管からなっています。腎小体はボウマン嚢という袋の中に糸球体という毛細血管の塊が入った構造をしています。血液は糸球体で濾過され、原尿になります。原尿は尿細管で水分と栄養を再吸収（老廃物や薬物、過剰な電解質を追加）されながら運ばれて尿となり、集合管に集められ、腎杯に注がれ腎盂（じんう）から尿管に送られます。

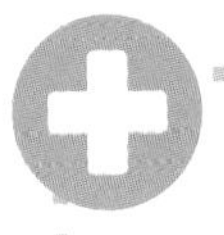

尿意の発生と排尿のメカニズム

腎臓でつくられた尿は重力と1分間に1～5回起こる蠕動（ぜんどう）によって尿管から膀胱へと運ばれます。膀胱内の尿容量が200mLになると膀胱壁が伸展し膀胱内圧が上昇し、骨盤神経により中枢（脊髄・脳）に伝達されて大脳皮質で尿意を認識します。骨盤神経により膀胱壁の排尿筋の収縮、内尿道括約筋の弛緩の指示が出されます。さらに陰部神経による外尿道括約筋の調節により尿道を通って体外へと排尿されます。成人尿量は1～1.5L/日になります。

▼尿意の発生と排尿のメカニズム

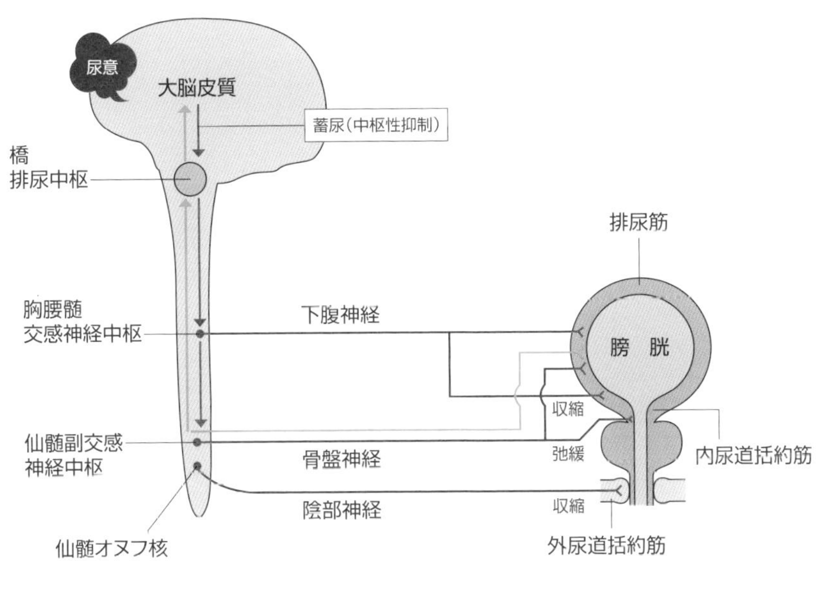

尿管から膀胱につながる部位を**尿管口**と呼びます。尿管口は膀胱内が空のときは開き、膀胱が満たされると閉じ、尿管に尿が逆流しない仕組みになっています。尿は無菌操作が徹底されていないと膀胱から細菌が尿路を逆行（上行感染）し、血流に乗って腎臓という感染ルートをたどり、腎盂腎炎から敗血症に至る場合もあります。

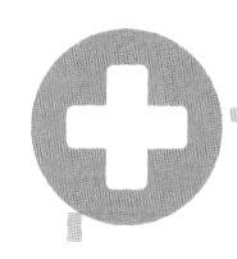

腎臓による恒常性のメカニズム

腎臓には体内の水分量を調節し、電解質の体液組成の恒常性を保つ機能があります。人体に含まれる水を体液と呼びますが、成人男性は体重の60%、女性は55%であり、体液の2/3は細胞内液、1/3は細胞外液（間質液や血漿など）で構成されています（p.116：体液区分参照）。

●体内水分量と電解質の調節

腎臓は尿量を調節して、ナトリウムイオン（Na^+）、カリウムイオン（K^+）、カルシウムイオン（Ca^{2+}）、クロールイオン（Cl^-）、リン酸水素イオン（HPO_4^{2-}）の血中濃度を調節します。つまり、体内水分量が不足した際は再吸収率を高めて尿量を少なくし、反対に体内水分量が過剰な場合は再吸収を低めて尿量を多くし、水分を体外に排出しています。この働きによって、体液と電解質の濃度が一定に保たれるようにコントロールしています。

●血液の酸性とアルカリ性の調整（酸塩基平衡）

血液（細胞外液）はpH＝7.4±0.05の範囲で調節されています（細胞内PH=7.0）。これは細胞が適切に活動するための条件（内部環境）です。腎臓では重炭酸イオン（HCO_3^-）を産生し、水素イオン（H^+）を尿中に排泄することで血液pHの調整を行っています。HCO_3^-が産生されないと代謝性アシドーシス（血液のpHを低下させようとする病態：酸性化）、HCO_3^-が蓄積されると代謝性アルカローシス（血液のpHを上昇させようとする病態：アルカリ化）という状態になります（p.126参照）。

●酸素濃度の調整

腎臓は輸入細動脈を流れる血液中の酸素濃度の情報を受容しているため、酸素濃度が低下するとエリスロポエチンが分泌されます。エリスロポエチンは骨髄に作用して赤血球産生を促進し、酸素濃度を調整しています。

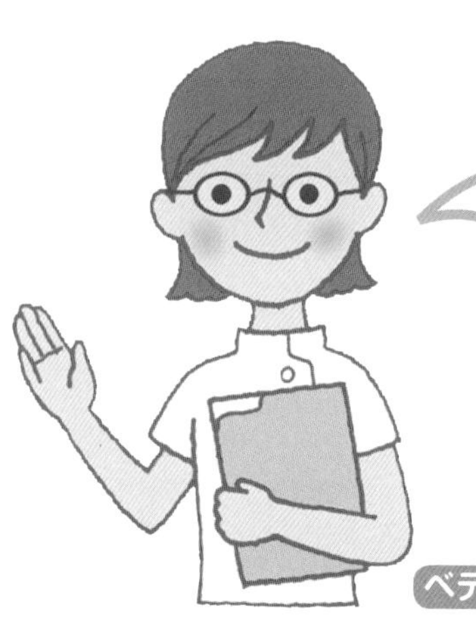

腎臓には、①身体に不要な老廃物を排泄する、②水分量と電解質の量を調整する、③酸塩基平衡を保つ、④血圧を調整する、⑤エリスロポエチンを産生する（酸素濃度の調整）、⑥ホルモンを分泌する、⑦ビタミンDを活性化する、という働きがあります。腎不全では腎臓の働きが低下し、体液の恒常性が維持できない状態になります。

ベテランナース

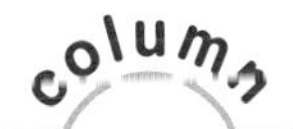

腎機能検査

腎機能を高い精度で評価するためには、糸球体濾過量（GFR）もしくはGFRをほぼ正確に反映するクレアチニンクリアランス（Ccr）を測定します。全身の筋肉の代謝産物であるクレアチニンの尿中への排泄量は筋の総量に比例し、正常な成人では体重（kg）あたりほぼ一定、食事や尿量の影響を受けません。糸球体で完全に濾過され尿細管では再吸収されないため、GFRの指標となります。正確な蓄尿が困難な場合は、血清クレアチニン（CRE：Cr）値から計算で求められる推算糸球体濾過値（eGFR）が汎用されています。

また、腎機能が低下するとCREは高値を示しますがCREは筋肉量に比例するため高齢者では腎機能が低下していても基準値を示していることがあります。そのため時間軸（経過）をみることが必要になります。血中尿素窒素（BUN）が上昇しても、CREが上昇していなければ腎機能障害ではなく、脱水や消化管出血の可能性が高いといえます。

▼腎機能障害を疑う検査項目

血中尿素窒素	BUN	8～20mg/dL
血清クレアチニン	CRE（Cr）	0.5～1.2mg/dL
推算糸球体濾過値	eGFR	100～120mL/分

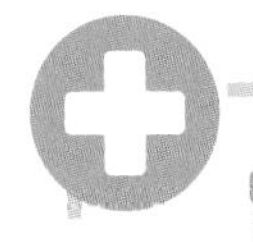

腎臓による血圧調整のメカニズム

糸球体を流れる血液量によって濾過される血液量は決まっており、糸球体濾過量（GFR：一定時間内に糸球体から濾過される血液量）は正常な成人で100～120mL/分（160～170L/日）といわれています。血液が糸球体で濾過され原尿が生成されるためには、収縮期血圧で55~60mmHg以上が必要ですが、腎臓にも血圧を調整する機能があります。

▼腎臓による血圧調節機構

調節機構	働き	血圧変化
腎臓における体液調整	・血圧変化に対し、尿量を増減させる（圧利尿） ・RAA系と共同して働き、調節能力が最も高い	上昇／下降
レニン・アンジオテンシン系（RA系）	アンジオテンシンⅡによる強力な血管収縮（分～時間で調節可能）	上昇
レニン・アンジオテンシン・アルドステロン系（RAA系）	アルドステロンが遠位尿細管・集合管に作用し、Na^+と水の再吸収を亢進させ、循環血液量（体液量）を増加させる	上昇
バソプレシン（抗利尿ホルモン：ADH）	バソプレシンが腎臓の集合管に作用し、水の再吸収を亢進させ、循環血液量（体液量）を増加させる	上昇

糸球体の入り口にある細胞は、輸入細動脈の血圧を感知する働きがあり、血圧が低下すると血圧を高くする作用をもつレニンが腎臓から血液へ分泌されます。血中でアンジオテンシンⅡが産生、血管収縮が生じ、副腎からアルドステロンが分泌され、低液貯留により血圧が上昇する、という仕組みになっています。

▼レニン分泌による血圧維持のメカニズム

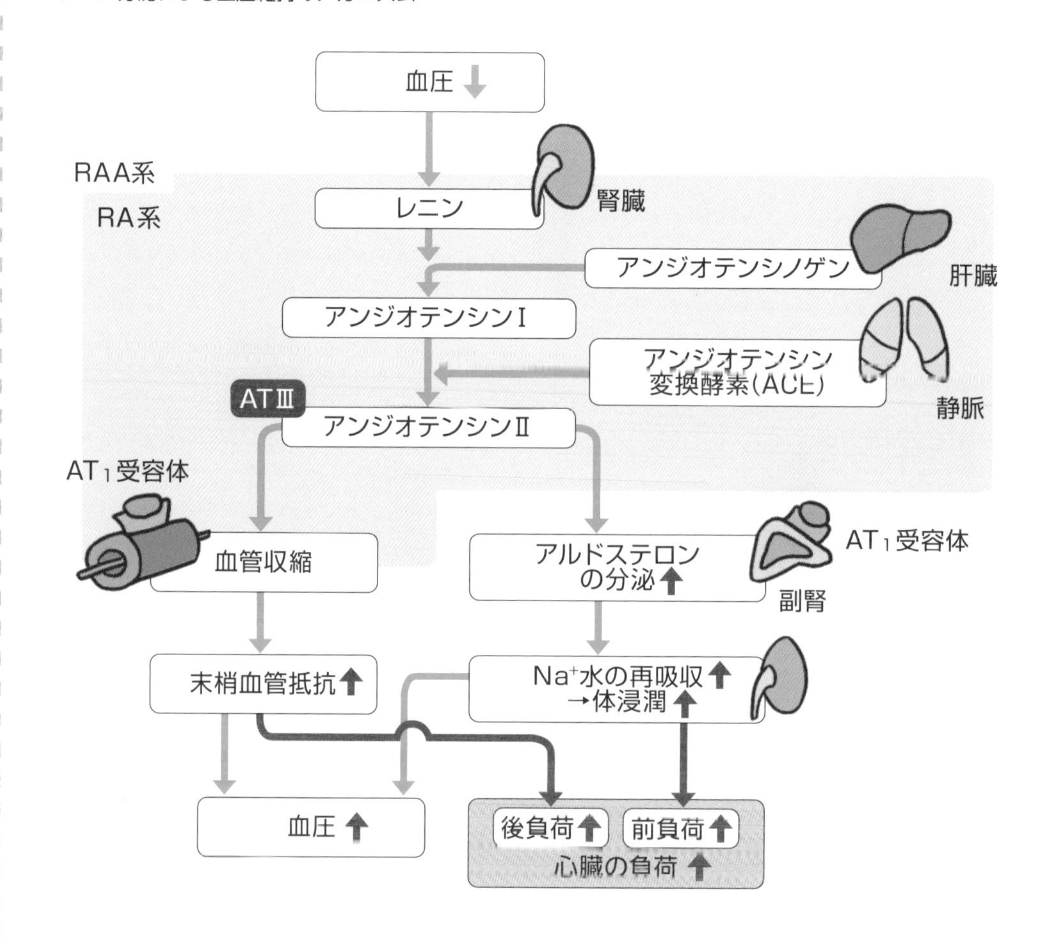

また、集合管では、脳の下垂体後葉から分泌されるバソプレシン（抗利尿ホルモン：ADH）の作用を受け、最終的な尿量調整を行うことで血圧を上昇させる仕組みになっています。

▼集合管による尿量調整のメカニズム

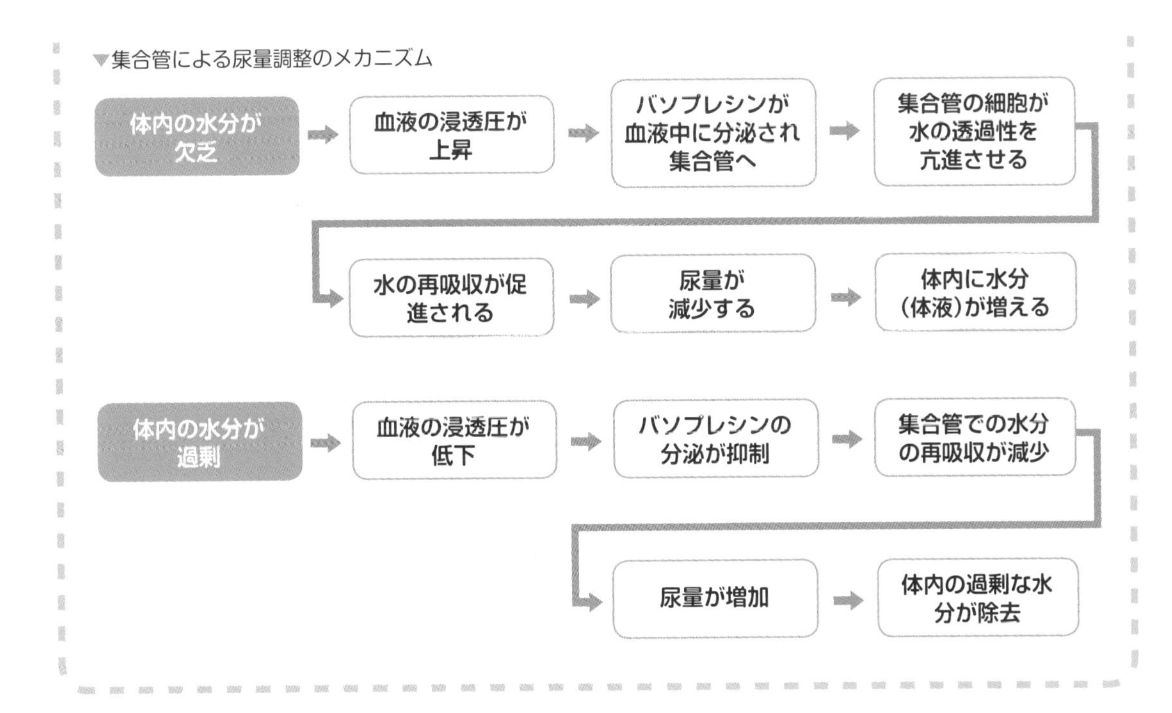

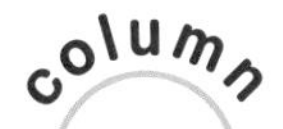

腎前性腎不全と腎性腎不全の鑑別

腎不全の原因としては、腎前性、腎性、腎後性に分類されます。腎前性腎不全は循環血漿量、心拍出量の減少、血圧低下が主な原因です。出血、脱水、熱中症、重症熱傷、ネフローゼ、肝硬変、心不全、心筋梗塞、ショックなどが考えられます。腎性腎不全では、糸球体の障害もしくは尿細管の障害が主な原因です。糸球体腎炎、糖尿病性腎症、血栓血小板紫斑病、溶血性尿毒症症候群、腎虚血、腎梗塞、NSAIDsなどによる尿細管障害などが考えられます。腎後性腎不全としては、上部尿路閉塞、神経因性膀胱が原因であり、前立腺肥大、結石、腫瘍が考えられます。腎前性と腎性の鑑別診断では、病歴・身体所見と併せて、次の検査所見から行われます。

	腎前性腎不全	腎性腎不全
BUN/CRE	>20	<10
尿Na (mEq/L)	<20	>40
尿浸透圧 (mOsm/kg H_2O)	>500	<350
尿浸透圧／血漿浸透圧	>1.5	<1.1
尿／血漿クレアチニン	>40	<20
FENa(%)=尿Na／血漿Na×血漿CRE／尿CRE	<1	> 1

FENaは「糸球体で濾過されたNa量のうち最終的な尿中に排泄される割合」が何%であるか表す値です。尿細管でのNa再吸収率の指標となります。

尿量異常のメカニズム

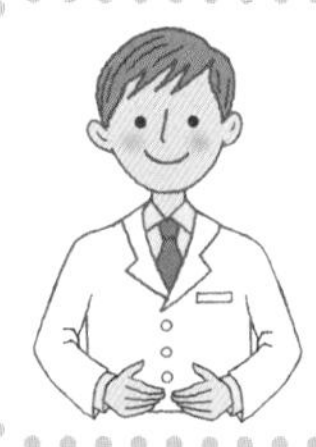

尿は通常1日1200～1500mLほど排泄され、400mL以下を乏尿、50～100mL以下を無尿、2800mL以上を多尿と呼びます。尿量異常が認められた場合には、乏尿・無尿の原因は腎前性・腎性・腎後性なのか、尿閉や多尿の原因は何かをアセスメントしなければなりません。

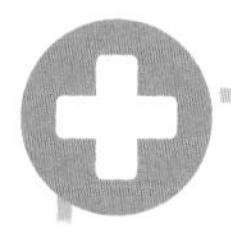

乏尿・無尿(腎前性・腎性・腎後性腎不全)と尿閉(下部尿路)のメカニズム

乏尿・無尿とは、何らかの原因で腎機能が低下し(急性腎不全)、尿量が減少している病態のことを指します。また**尿閉**とは、尿の腎臓における生成と上部尿路の通過には障害がなく、膀胱に蓄尿されますが、膀胱から尿道を経由して体外へ排尿することが困難である病態を指します。乏尿は1日尿量400mL以下、無尿は1日尿量50～100mL以下と定義されています。

看護師は尿量異常を早期に発見し、それが腎前性(腎血流の低下)、腎性(腎臓そのものの異常)、腎後性(上部尿路)、下部尿路のいずれなのかをアセスメントしなければなりません。

▼乏尿・無尿(腎前性・腎性・腎後性腎不全)と尿閉(下部尿路)のメカニズムと代表的な原因

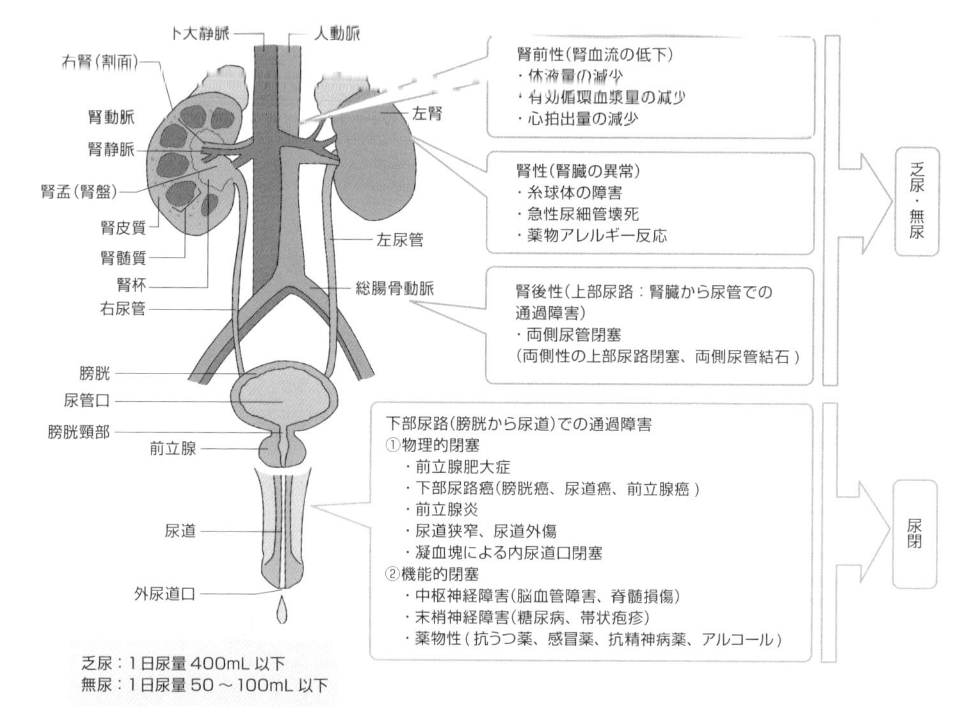

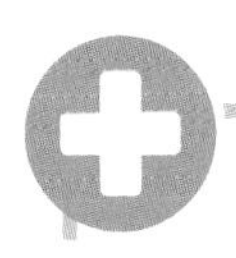

多尿のメカニズム

多尿とは、1日尿量40mL/kg以上、2.8L/日以上といわれています。多尿に関係する代表的な疾患は尿崩症・水中毒・糖尿病です。また多尿には、浸透圧利尿によるものと水利尿によるものがあります。例えば、糖尿病の場合、尿に大量の糖が排泄されて尿の浸透圧が高くなるため、血液側から尿に大量の水分が引っ張られて浸透圧利尿となります。また、腎機能が低下して尿を濃縮する力が弱くなると薄い尿が大量に放出され、必要以上に体内の水分が失われてしまうため、のどが渇いて大量に水を飲むなどの水利尿が生じます。

▼浸透圧利尿

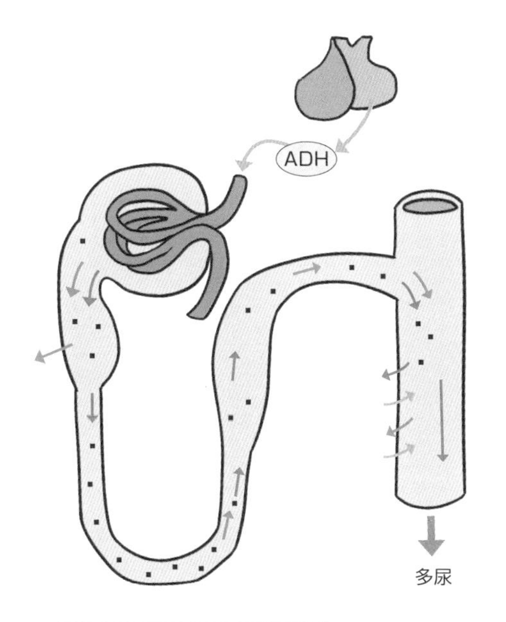

▼水利尿

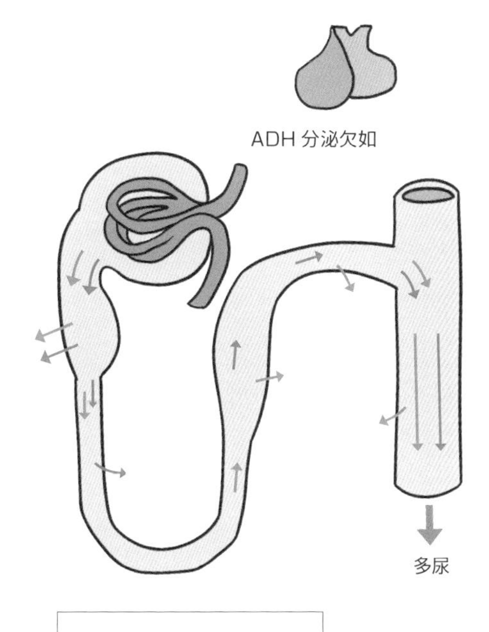

←NaCl (Na^+、Cl^-)
←水 (H_2O)
←抗利尿ホルモン (ADH)
再吸収されない物質

←NaCl (Na^+、Cl^-)
←水 (H_2O)

浸透圧利尿：浸透圧物質により尿細管内の浸透圧が上昇し、等張に保つためナトリウムと水の再吸収を抑制、その結果、尿量が増加するという利尿作用のこと。等張性の多尿。

水利尿：ADH (抗利尿ホルモン) 濃度が低い場合、ADHに対する腎の反応が低下している場合、集合管での水の透過性が低下・水分の再吸収が減少するという利尿作用のこと。低張性の多尿。

尿量の測定方法と観察

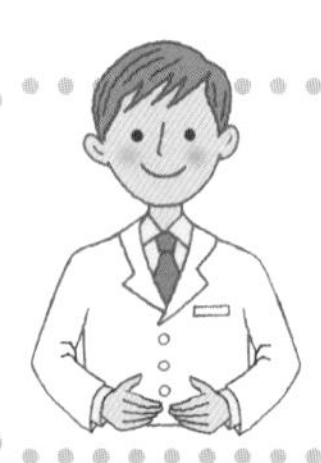

尿は尿量だけでなく、色調や性状からも様々な情報を得ることができます。体内の恒常性の状態を示す尿をバイタルサイン（生命徴候）としてアセスメントにつなげるためには、正確に測定・観察し、評価することが重要です。

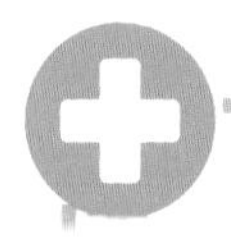

尿量の測定方法と種類

尿量を正しく評価するためには、採尿時間および尿検体の種類を把握する必要があります。

▼採尿時間の種類

種類	内容
早朝尿	・前夜の就寝前に排尿を済ませ、起床時の最初の排尿を採取する ・尿中成分が濃縮された尿検体が得られ、食事や飲水、運動などの影響を受けにくく、尿中タンパク質排泄量やホルモンを調べるのに有用
随時尿	・検査実施時の尿を採取する ・比較的容易に検査が可能である
24時間蓄尿（全尿）	・検査開始前に排尿して膀胱内を空にしてから開始し、蓄尿終了直前に排尿して容器に溜める ・1日の尿量や総成分量（タンパク、糖）を調べることが可能

▼尿検体の種類

種類	内容	
自然尿	全部尿	そのとき排出する全部の尿
	初尿	出始めの尿
	中間尿	排尿の最初と最後の部分を避けた中間尿
	分杯尿	目的に応じて分割採取した尿
カテーテル尿	尿道口から膀胱あるいは尿管にカテーテルを挿入して採取した尿	
膀胱穿刺（せんし）尿	膀胱穿刺により採取した尿	

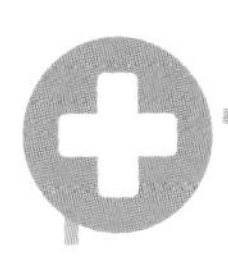

尿の色調と性状

尿の観察のポイントとして、色調や性状があります。本来、尿は黄色透明ですから、混濁・浮遊物がないか、異常な臭気はないか、色調に変化がないかを観察し、評価することが重要です。

▼尿の色調と性状の観察ポイント

尿の色調・性状		原因・評価
淡黄色～黄褐色	正常	尿の色調は尿量に左右され、尿量が多いほど薄くなる
無色～淡黄色	希釈尿・多尿・低比重尿	尿細管での尿の濃縮が障害された場合
乳白色～白濁	膿尿・細菌尿・脂肪尿・乳び尿	尿路に炎症が生じている可能性がある場合
濃黄色～茶褐色	濃縮尿・ビリルビン尿・ウロビリン尿*	肝臓・胆嚢疾患の可能性がある場合
赤色～赤褐色	血尿・ヘモグロビン尿・ミオグロビン尿・PSP(検査試薬)尿	尿路疾患や出血傾向、検査試薬の影響を疑う
黒色～黒褐色	メラニン尿・ヘモジデリン尿	溶血性貧血でみられる
混濁	細菌や細胞成分の混入	尿が白く濁っているときは尿路に炎症が生じている可能性がある
臭気	尿の色が濃くなるとアンモニア臭も強くなる傾向がある	糖尿病患者では甘酸っぱい臭いがする
紫色	カテーテル挿入中のみ	尿中インジカンという物質が細菌によってインジゴブルー（青色色素）とインジルビン（赤色色素）に分解・生成されることで起こる慢性便秘と尿路感染の併用の可能性
尿の泡立ち	タンパク尿	肉眼では確認が難しいが、泡立ちが多い場合はタンパク尿だと判断

尿量・色調・性状とともにチェックしておきたいのが、尿濃縮と希釈程度について評価するための指標である尿比重や尿浸透圧(基準値：50～1300mOsm/L)です。水分摂取量が少なければ尿は濃縮され、比重も浸透圧も上昇します。水分摂取量が多ければ尿は希釈され、比重も浸透圧も低下します。

＊**ウロビリン尿**　ビリルビンを含む胆汁は十二指腸に放出され、ビリルビンは結腸の細菌によって加水分解され無色のウロビリノーゲンになる。ウロビリノーゲンの一部は再吸収されて血液中に入り、一部は尿として排出される。尿に排出されたウロビリノーゲンは酸化されウロビリンになる。ウロビリンは濃黄尿を茶褐色にする。

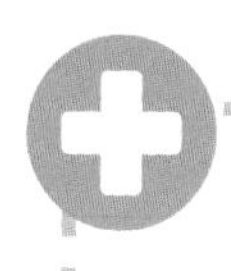

尿の観察項目と正常値

尿の観察のポイントとして、尿量・色調・性状など外観から得られる情報だけでなく、検体検査として得られた情報も解釈・分析し、評価につなげる必要があります。

▼尿の観察項目(検体検査含む)

	正常	異常
量	1200～1500mL/日	無尿:50～100mL/日以下 乏尿:400mL/日以下 多尿:2800mL/日以上
回数	5~6回	稀尿:2回/日以下 頻尿:10回/日以上 ※回数は特定ではない
比重	1.015～1.025	低比重:1.010以下 高比重:1.030以上
pH	4.5～7.4	酸性尿:4.5以下 アルカリ尿:7.4以上
尿糖	定性・半定量試験(試験紙法):陰性	糖尿病・膵炎・ステロイドホルモン多量投与後
ケトン体	陰性	糖尿病性アシドーシス、内分泌疾患
尿タンパク	尿蛋白定性(試験紙法)陰性	腎疾患・全身性疾患の可能性
潜血	赤血球　陰性 ヘモグロビン:陰性 ミオグロビン:陰性	全身性疾患・尿路感染症の可能性 溶血性貧血　DIC(播種性血管内凝固) 横紋筋融解症・クラッシュ症候群
ビリルビン	陰性	肝障害・胆道閉鎖症の可能性
ウロビリルビン	±	肝障害　溶血性疾患の可能性
尿中アルブミン	早朝尿:16.5mg/L以下 随時尿:29.3mg/L以下	糖尿病性腎症・糸球体腎炎・尿路感染症・発熱・運動後
尿中クレアチニン	男性:0.8～1.8g/日 女性:0.6~1.3g/日	低下:重度肝障害・甲状腺機能低下 増加:筋肉量の増加
尿細胞診	Class Ⅰ～Ⅱ　陰性(基準値) Class Ⅲ　疑陽性 Class Ⅳ～Ⅴ　陽性	陽性の場合、尿路上皮癌の可能性
尿細菌培養	陰性	陽性の場合、尿路感染症の疑い

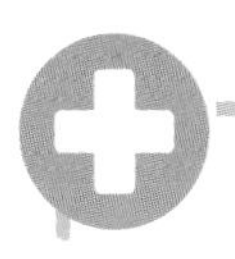

水分出納のバランス

体内に入った水分量と体外に排出された水分量のバランスである水分出納バランス（インアウトバランス）を計算し、体内の循環動態をアセスメントするのも看護師の役割です。

水分出納バランス＝24時間で体内に入った水分量 … 同じ24時間で体外に排出された水分量

いつから測定するかは、施設ごとのルールや医師の指示に基づきます。

▼水分出納バランスの項目

体内に入った水分量（in）	経口摂取・輸液・経管栄養
体外に排出された水分量（out）	尿量・ドレナージ・出血・滲出液（しんしゅつえき）・水様便
カウントできない水分量	食事などで摂取したものを代謝して産生される代謝水（300mL） 呼気（300mL）・皮膚（600mL）・糞便（100mL）からの不感蒸泄

排出された量よりも体内に入った量のほうが多ければ＋（プラス）、排出された量のほうが多ければ−（マイナス）で示します。

正確な全身管理が必要な場合には、膀胱留置カテーテルを挿入し、精密尿量計付きの採尿バッグにて1時間ごとの測定と記録が必要です。尿量が多い場合、計測する前に、前面の精密尿量計から後面のバッグへと尿が流れ込んでしまうため、正確な尿量を確認しましょう。

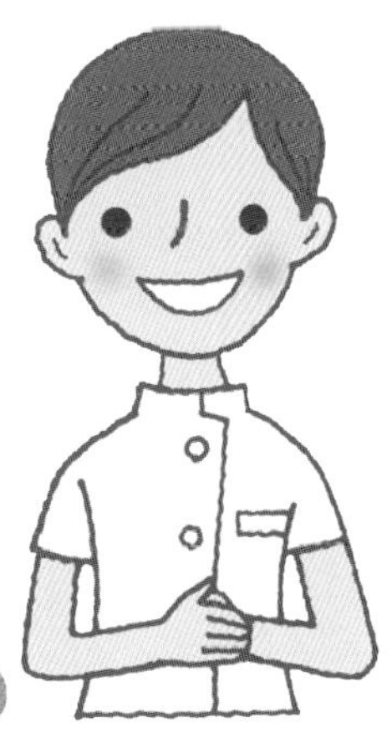

尿量異常に伴う
バイタルサインと随伴症状

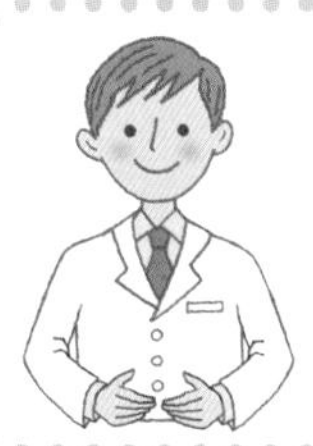

尿量異常のメカニズム（p.110参照）を説明しましたが、尿量減少の原因が腎前性である場合、循環血漿量の減少（出血、脱水、熱中症、重症熱傷、ネフローゼ、肝硬変など）や心拍出量の減少（心不全、心筋梗塞など）、血圧の低下（ショック：p.82参照）が考えられ、いずれも緊急対応を要します。

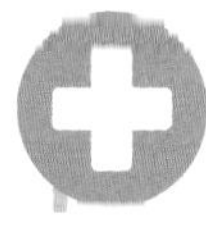

異常を早期発見

人間の身体には恒常性（ホメオスタシス）が存在するため、循環不全が生じている場合は血圧低下に伴い、心拍数を増やして血圧を上げようとする働きにより頻脈が生じます。また、**心拍出量低下**（全身に流れる血液が少ないこと）から酸素が不足し、代償機構として呼吸数の増加が生じます。つまり、血圧低下・頻脈・呼吸数増加・尿量減少が生じている場合には循環不全による尿量減少の可能性が高く、緊急性も高いのです。

また、腎臓による恒常性のメカニズム（p.106参照）ならびに多尿のメカニズム（p.111参照）を説明しましたが、何らかの原因で恒常性が保たれない場合、脱水や電解質異常を生じやすい状態にあります。そのため、尿量変化に伴うバイタルサイン変化をあらかじめ予測し、異常を早期発見して重症化させないことが、看護師の重要な役割となります。

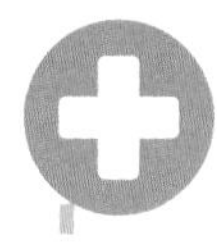

体液区分

尿量は体内の循環動態を反映しており、体液量を一定に保つ仕組みがあると説明しましたが、循環血液量の減少は必ずしも総体液量の減少とイコールではないことも知っておく必要があります。体内では、細胞内液と間質液、間質液と循環液は常に行き来しており、細胞が機能を維持し生命活動を支えるために必要な物質を供給し、不要な物質を運び出すことで、体液区分のバランスは一定に保たれています。

体液（体重の60%）成人男性の場合（女性55%）
- 細胞内液（40%）
- 細胞外液（20%）
  - 間質液（15%）
  - 血漿（5%）

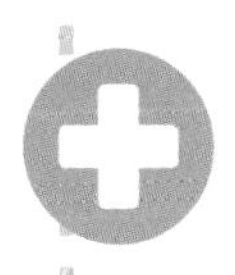

浮腫のメカニズム

循環血液量の減少により尿量の減少が生じていても、浮腫により総体液量が増加している場合があるため、循環血液量や尿量と合わせて総体液量の変化も評価する必要があります。そのためには、浮腫のメカニズムを把握し、浮腫が生じた部位、浮腫に伴う症状を理解し、考えられる状態を予測する必要があります。

浮腫とは、皮下に水分が貯留した状態のことを意味し、次の4つの原因があります。

❶血管内静水圧＊の上昇
❷膠質（こうしつ）浸透圧＊の低下による血管内から血管外への水分移動、間質への貯留
❸リンパ管の閉塞により間質に貯留した水分が吸収できない
❹毛細血管の透過性が亢進し、水分が間質へ移動する

▼浮腫のメカニズム

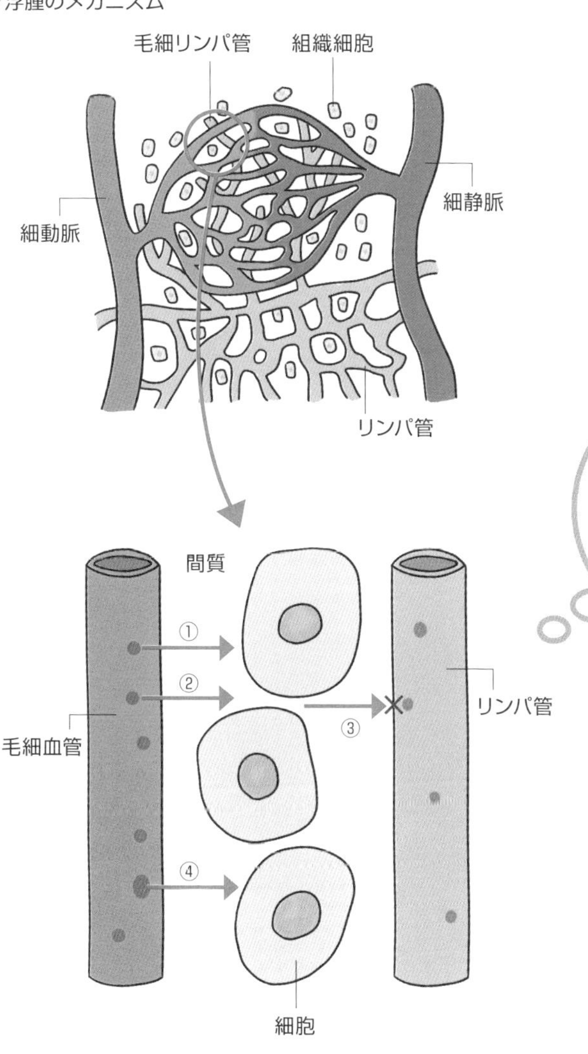

毛細血管内から間質への体液移動を促進する方向に働く力が大きくなって、リンパ管を介したドレナージによる代償ができなくなった場合、浮腫が形成される。

＊**血管内静水圧**　毛細血管内圧と間質（血管外の組織）の圧の差。
＊**膠質浸透圧**　タンパク質の濃度により生じる浸透圧。

▼浮腫に伴う症状と予測される状態

	浮腫に伴う症状	考えられる状態	検査
全身性浮腫	喘鳴・呼吸困難・血圧低下もしくは高血圧・頻脈・体重増加	心不全	血液検査 胸部X線写真 心エコー 血液ガス
	貧血・高血圧・体重増加・呼吸困難	腎不全	
	腹部膨満・黄疸・羽ばたき振戦・体重増加	肝硬変	血液検査 胸部X線写真
	タンパク尿・高コレステロール血症・体重増加	ネフローゼ症候群	血液検査 尿検査
	甲状腺腫大・徐脈・皮膚乾燥・体重増加	甲状腺機能低下	血液検査
	低アルブミン	肝硬変・ネフローゼ・低栄養・高齢者	
局所性浮腫	起坐呼吸・咳嗽・鼻血・チアノーゼ	上大静脈症候群	血液検査 胸部X線写真 造影CT検査
	下肢腫脹・疼痛・下腿静脈瘤	深部静脈血栓症	血液検査 エコー 造影CT検査
	喘鳴・呼吸困難・血圧低下・顔面紅潮	アナフィラキシー	血液検査
	痛痒感・発赤・熱感	蕁麻疹・アレルギー性湿疹	血液検査 エコー 造影CT検査
	皮膚肥厚	リンパ浮腫	
	発熱・圧痛・赤色の線条痕	リンパ管炎	
	熱感・腫脹・発赤・疼痛	蜂窩織炎	

高齢者の低アルブミン血症

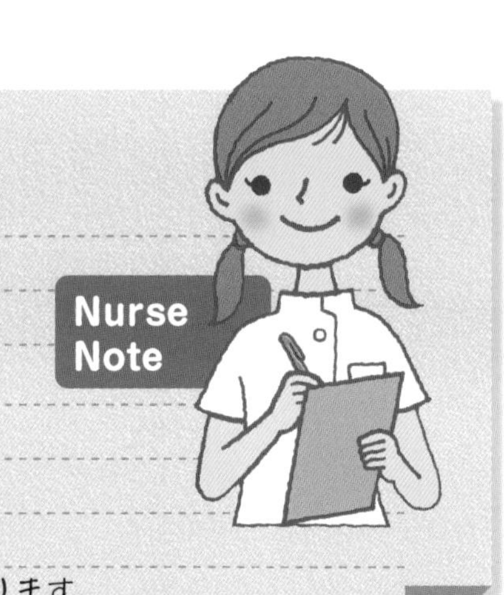

高齢者の低アルブミン血症は、心不全のリスク因子であるという研究報告もあります。身体に浮腫がある場合は、胸や肺の水分（胸水・肺水腫）、心原生浮腫、腎性浮腫、肝性浮腫、内分泌性浮腫、栄養障害浮腫、薬剤性浮腫、血管性浮腫、リンパ性浮腫、炎症性浮腫、外傷性浮腫なども予測し、他のバイタルサインと合わせて評価する必要があります。

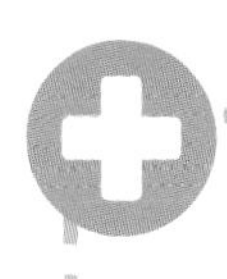

浮腫の評価スケール

尿量減少に伴いバイタルサインに変化があった場合は緊急性が高い可能性があり、体重の変化や自覚症状、浮腫の存在している部位（全身性・局所性・上肢・下肢・左右差・圧痕の程度）を評価し、患者の状態を適切にアセスメントする必要があります。浮腫の程度や変化を適切に記録・報告するためには評価スケールを使用します。

▼浮腫の評価スケール

スケール	1＋	2＋	3＋	4＋
圧痕の深さ	2mm	4mm	6mm	8mm
もとに戻るまでの時間	すぐ	10～15秒	1分以上	2～5分

出典：フィジカルアセスメントがみえる（第1版）、編集 医療情報科学研究所、メディックメディカ p.155

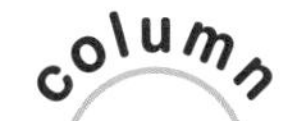

カテコラミンリリース（交感神経の興奮）

人は生命の危機状態になると、身体的ストレスから生理的な反応としてカテコラミンが放出（カテコラミンリリース）されます。カテコラミンリリースにより、①α１刺激による末梢血管の収縮、②β１刺激によるレニン-アンジオテンシン系の賦活化・心収縮力増大・心拍数増加、という生理的反応を引き起こしますが、この２つはNaを再吸収することで収縮期血圧を上昇させます。また、ノルアドレナリン（ノルエピネフリン：α１＋β１作用）が収縮期血圧・拡張期血圧を上昇させ、α２刺激がNa排泄・α１作用に拮抗、β２刺激が血管拡張など複合的な生理的反応を引き起こします。

つまり、カテコラミンリリースが引き起こされている場合、収縮期血圧の上昇や心拍数増加、α１作用からの血管の平滑筋収縮は細動脈の血流低下を引き起こし、乏尿を呈するため、血圧・心拍・尿量のバイタルサイン変化を評価しなければなりません。

参考文献：入江聰五郎（著），宮城征四郎（監修）：バイタルサインからの臨床診断 改訂版～豊富な症例演習で、病態を見抜く力がつく！、羊土社、2017

尿量変化に伴う予測すべき異常

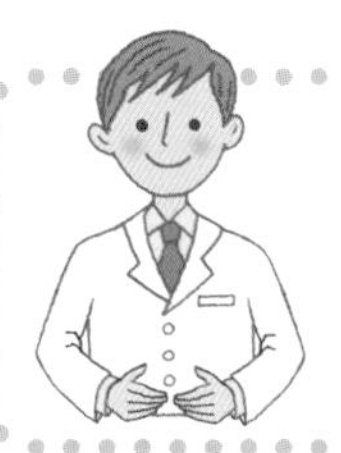

体液量の平衡異常や心拍出量の減少による乏尿・脱水、電解質バランスの乱れによる多尿は、生命危機に陥ることがあるため、適切なモニタリングが必要になります。

電解質異常

電解質の恒常性の維持は、生体の内部環境の維持の中でも重要な位置にあります。電解質は許容範囲が狭く、精緻な調節は主に腎臓が担っていますが、電解質異常が生じた場合、生命の危機に直結します。診断は血液検査によって行われますが、予測される病態や症状・徴候を把握し、評価・報告につなげることが重要になります。電解質異常には、脱水、低Na血症、高Na血症、低K血症、高K血症、低Ca血症、高Ca血症などがあります。

▼脱水症の分類

分類	脱水原因	考えられる疾患	予測される症状
①高張性脱水症（水欠乏性脱水症）：Naに比べ水分が多く失われ、体液の浸透圧が上昇する脱水症	水分摂取不足	全身衰弱、食欲不振、意識障害、口渇中枢障害、嚥下障害	口渇、皮膚や粘膜の乾燥 脱水が高度な場合、興奮、不安、幻覚、妄想、せん妄、昏睡などの精神症状を呈する
	腎外性水分喪失	皮膚から喪失：発汗、発熱 肺から喪失：過換気、気管切開	
	腎性水分喪失	浸透圧利尿：糖尿病、高カロリー輸液 尿濃縮力の低下：尿崩症	
②低張性脱水症（Na欠乏性脱水症）：水分に比べNaが多く失われ、体液の浸透圧が低下する脱水症	腎外性体液喪失	消化管からの喪失：嘔吐、下痢、消化管出血、消化液吸収 皮膚からの喪失：熱傷、滲出性皮膚疾患	循環血液量減少、細胞内水中毒による全身倦怠感、立ちくらみ、皮膚緊張度（ツルゴール）の低下、血圧低下、頻脈
	腎性体液喪失	食塩喪失性腎疾患、副腎皮質機能不全、利尿薬の過剰投与	
	血管外への体液移行	胸腹腔内や腸管への貯留：腸閉塞、腹膜炎 熱傷による浮腫、水疱形成	
③等張性脱水症（混合性脱水症）：水分とNaが同じ割合で失われる脱水症	細胞内外で浸透圧は等張のため、水分の移動は生じない		高張性脱水症の口渇感、低張性脱水症のめまい、血圧低下などが生じる

●脱水（水と塩分のバランス障害）

脱水とは、細胞外液量の減少のことを指します。水分とともに電解質（特にNa^+）が失われることで細胞内液と細胞外液の間に浸透圧差が生じ、細胞内外で浸透圧差が解消するように水の移動が生じた結果、脱水症が発症します。

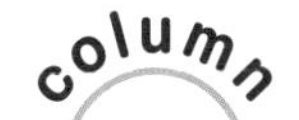

サードスペースへの外液喪失

サードスペースへの外液喪失は、脱水が生じていたとしても体重減少にはつながりません。**サードスペースへの外液喪失**とは、浮腫・胸水・腹水など体液分布異常の結果起こる病態において、本来あるべきではない部位（血管外）である胸腔や腹腔に体液が過剰にあることを指します。脱水の場合は通常尿量は減少しますが、腎性による水・Naの喪失では尿量は増加します。

▼脱水の発生機序

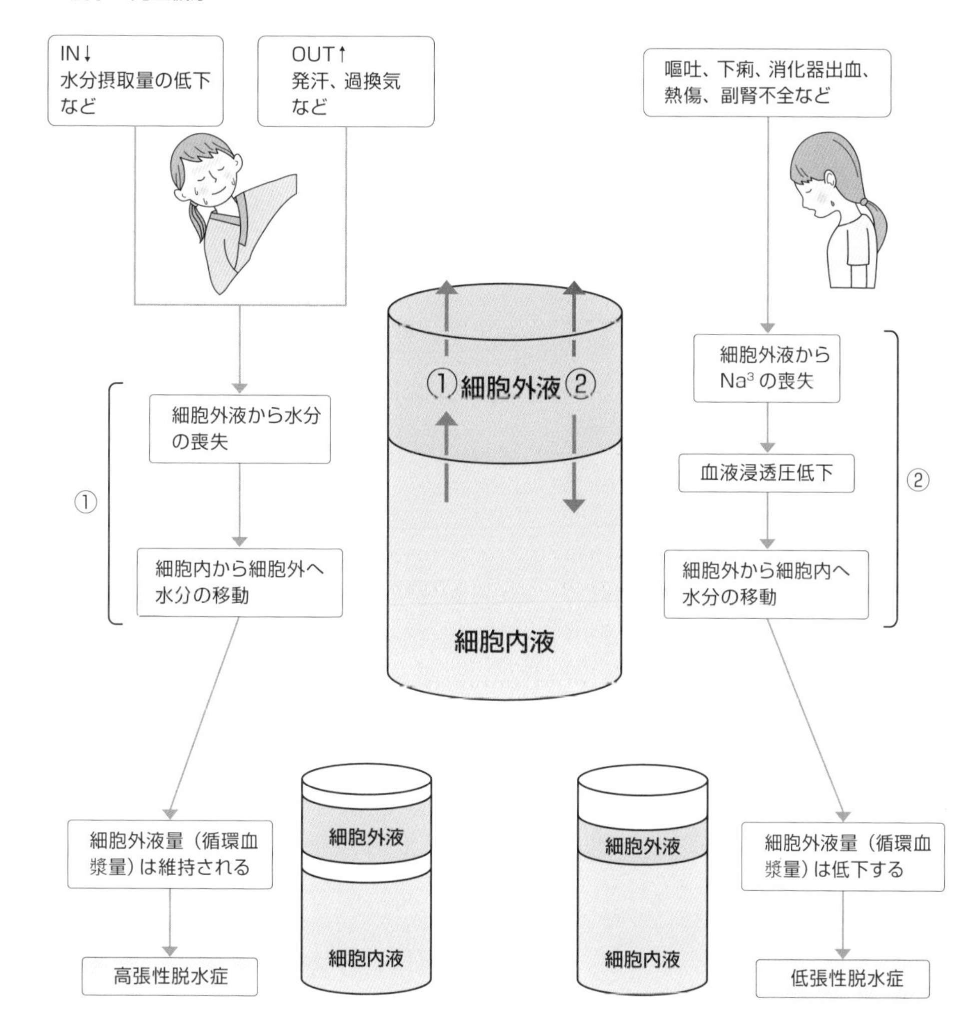

▼口渇の発生機序

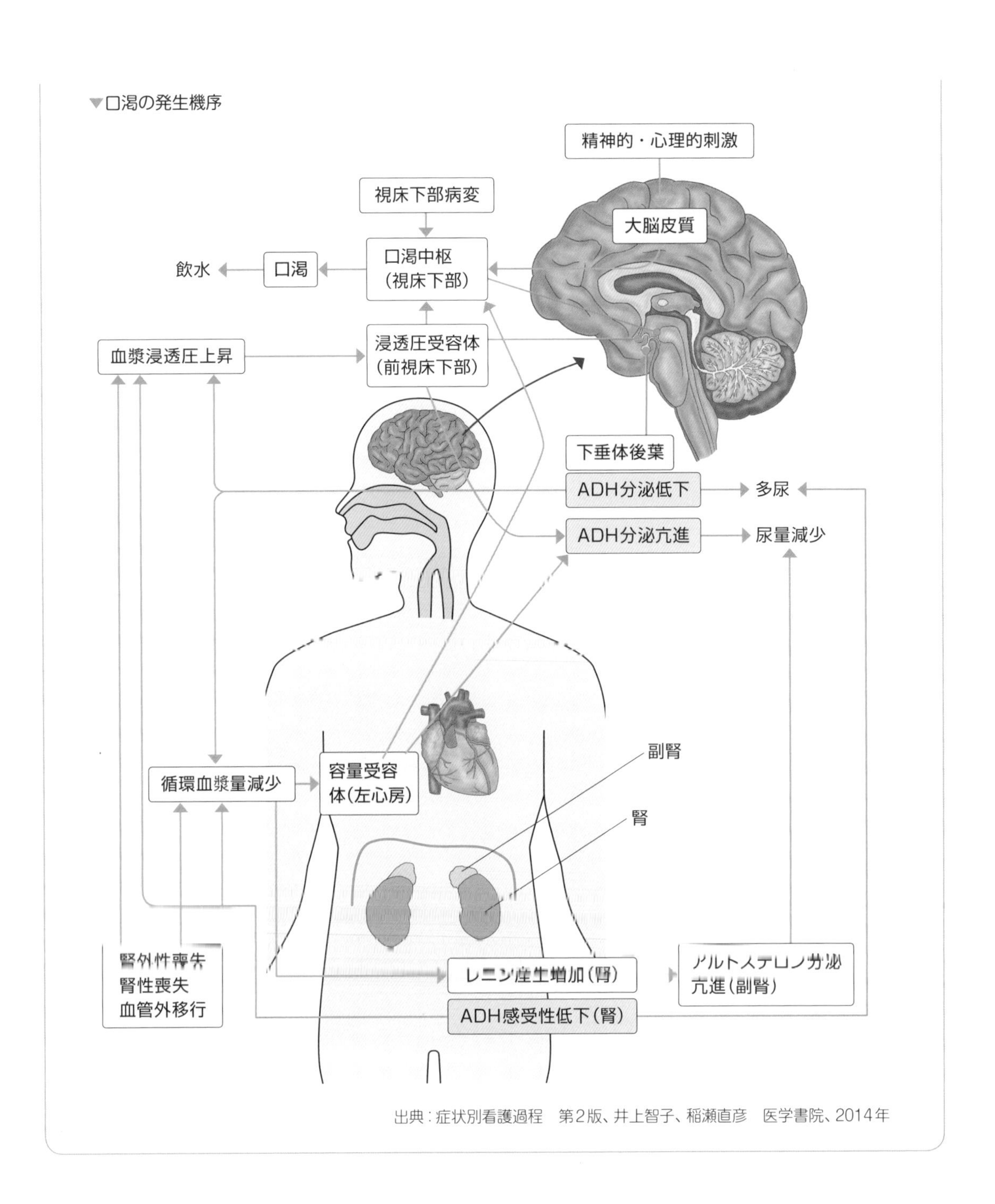

出典：症状別看護過程　第2版、井上智子、稲瀬直彦　医学書院、2014年

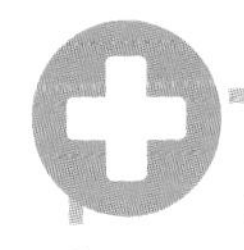

低Na血症

低Na血症は、臨床上最も頻繁に生じる電解質異常であり、血清Na濃度異常が存在する場合、腎臓本来の能力が発揮できない状況があり、腎臓の調節機能障害が考えられます。血清Na濃度の正常値は135～145mEq/L。135mEq/L未満の状態を**低Na血症**と呼びます。

❶体液量減少型の低Na血症：細胞外液から水分と塩分が体外に失われ、体液減少後に水分の補充が行われることで発症します。つまり、体液量が減少して脱水状態が生じたときにNaを含まない水分を補給することで、体液が希釈されて低Na血症の状態になるのです。

❷体液量正常型の低Na血症：原因となる疾患はSIADH（ADH不適切分泌症候群）が多く、何らかの原因で抗利尿ホルモン（ADH）が分泌され作用した結果、低Na血症が生じます。ADHは通常、有効循環血漿量の減少もしくは血漿浸透圧の上昇を刺激として分泌されますが、SIADHでは刺激がない状態でADHが分泌されるため、低Na血症が解消されずに持続します。

❸体液量増加型の低Na血症：体液量増加や低Naの状態を是正するのに必要な能力を、腎不全などにより腎臓自体が失っているため、低Na血症が持続します。もしくは心不全やネフローゼ症候群などにより有効循環血漿量が減少した状態では、循環血漿量の低下を感知し、体液量減少からADH分泌を亢進させ体液量増加と低Na血症が持続します。

低Na血症で血漿浸透圧が低下している状態は、細胞外液の水分が細胞内に移動して細胞浮腫の状態となります。**水中毒**と呼ばれる中枢神経症状には、頭痛・悪心・嘔吐・脱力・傾眠・痙攣・昏睡などがあります。

熱中症に分類される熱けいれんは、大量に汗をかいた際に、水だけを補給し、塩分を補給しないため、血液の塩分（Na）濃度の低下が生じます（低Na血症の状態）。低Na血症の初期段階では、頭痛や倦怠感、吐き気、手足がつるなどの症状が生じますが、重度の場合は意識レベル低下、傾眠、痙攣等の症状が生じ、脳機能へのダメージが生じる場合もあります。

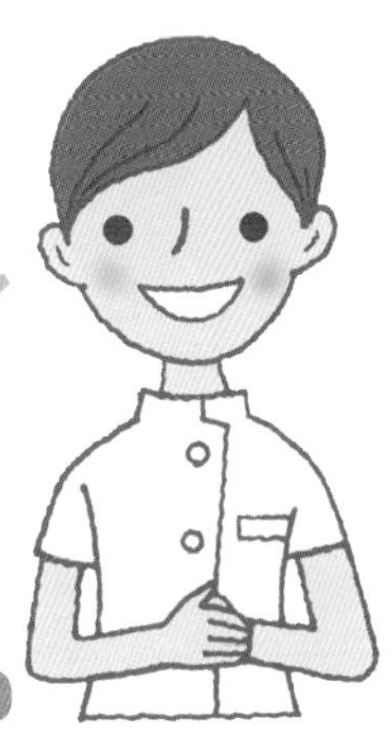

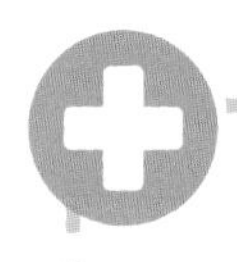

高Na血症

血清Na濃度が高値であり、高Na血症(146mEq/L以上)となっている場合、高浸透圧が存在しているため、生体反応として、①口渇感刺激による飲水促進、②ADH分泌による尿濃縮が生じます。

❶体液量増加型の高Na血症:Na排泄の減少またはNa負荷の過剰が持続し、生体の防御機構が働いて水分を貯留している状態で、細胞外液量増加があるため口渇感やADH分泌が生じにくい状態になっています。原因としては原発性アルドステロン症やクッシング症候群によるNa排泄減少、Na過剰投与があります。

❷体液量正常型の高Na血症:軽度の尿崩症や本態性高Na血症により起こり、Naに比較して水分が過剰に失われ、体液量はやや減少しています。

❸体液量減少型の高Na血症:高浸透圧にもかかわらず水分量が減少します。原因としては下痢や熱傷などによる水分喪失、糖尿病性の高浸透圧性昏睡、重症患者の高カロリー輸液時の浸透圧利尿があります。水分の補給が十分に行えない場合も多く、対応が遅れると重篤化する特徴

高Na血症では細胞外液の浸透圧が上昇するため細胞内液から細胞外液の方向へ浸透圧が生じ、細胞内が脱水傾向となる。細胞内脱水は中枢神経系や筋肉組織に影響を及ぼすため、口渇感・意識障害・筋攣縮・筋痙攣・腱反射亢進が生じる。

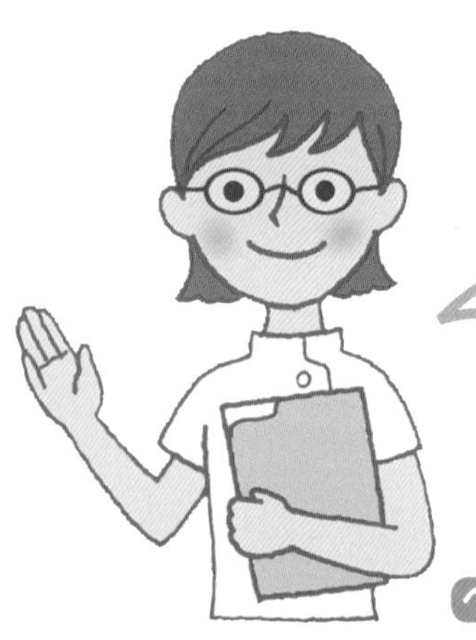

Kの経静脈投与を行う場合は、輸液濃度を40mEq/L以下、輸液速度を20mEq/hr以下、1日投与量80mEq/日以下を守ることが重要です。看護師は経静脈投与の実施責任がありますので、不明確なことは必ず医師に確認しましょう。

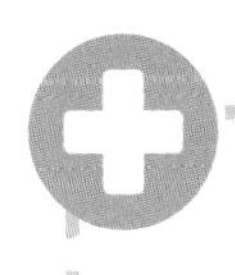

高・低K血症（カリウムバランス異常）

K（カリウム）は体液に含まれる陽イオンの中でNaに次いで重要であり、人体には約3000mEqのカリウムが存在します。Naは大部分が細胞外液に含まれるのに対してKは98%が細胞内に存在しますが、血液検査では細胞外液のK濃度しか把握できません。つまり、血液検査で把握できるのは体内K総量の2%程度のみとなります。NaとKの濃度は神経細胞や筋肉細胞などの刺激伝導における細胞膜の膜電位に影響しており、生命維持のための重要な役割を担っているといえます。

▼カリウムバランス異常の発生機序

		Kの変化	機序
細胞内外の移動	インスリン	減少	Kを細胞内へ移動
	カテコラミン	減少	Kを細胞内へ移動
	アシドーシス	増加	H^+が細胞内に流入し、Kが細胞外へ移動
	アルカローシス	減少	H^+が細胞外に流出し、Kが細胞内へ移動
生体内外の移動	アルドステロン	減少	Naを再吸収し、入れ替わりにKを分泌
	皮質集合管へのNa到達量増加	減少	Naを再吸収し、入れ替わりにKを分泌
	尿細管のCl再吸収障害（ループ利尿薬）	減少	管腔内のClの陰性電極に引かれてKが分泌

❶**高K血症**：血清K>5mEq/L。細胞外液のK濃度は細胞機能にとって重要であり、高K血症は全身の様々な臓器（神経・筋肉・消化器・腎臓）に影響します。特に心臓への影響が大きく、K濃度の上昇により、P波延長、T波増高、P波消失、QRS延長、ST低下など心電図変化が現れ、最悪な場合には、心室細動に至ります。高K血症は致死性不整脈の可能性があるため緊急治療が必要であり、治療効果を心電図モニターと血清K濃度測定で把握しつつ、輸液と利尿薬投与でKの尿中排泄を促します。治療効果が不十分な場合は最終的に血液透析が必要となるため、尿量変化も含めた経時的なバイタルサイン測定が重要になります。

❷**低K血症**：血清K<3.5mEq/L。高K血症同様、神経・筋肉組織・消化器・腎臓・代謝への異常があり、特に横紋筋融解症や代謝障害が生じます。心電図変化ではU波の出現を特徴としますが、進行すれば不整脈となり心不全や心筋障害を起こす可能性もあります。低K血症の場合は、K投与によるK濃度の補正を行う必要がありますが、ここでも看護師のモニタリングが重要になります。体内Kの大部分は細胞内に存在し、分布異常以外の低K血症では細胞内のKも減少しています。Kを補給する場合、細胞内外に影響する相当量を投与するため、K含有の輸液投与は正確に行う必要があります。血管内に投与したKはすぐに細胞内に移行するわけではないので、急速補正では細胞外液のK濃度が一時的に上昇し、生命の危機に直結することを理解する必要があります。

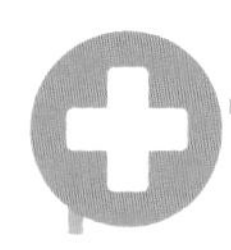

酸塩基平衡（代謝性アルカローシス／アシドーシス）

酸塩基平衡とは、酸性とアルカリ性のバランスを保とうとする仕組みです。体内の細胞の代謝によって発生する有害な水素イオン（H^+）は血液中に放出され、肺と腎臓において調整され体外に排出されています。腎臓は酸塩基平衡維持のため、血中の酸の負荷に対して腎臓からH^+を排泄し、尿pHを下げて酸性尿として排泄します。つまり、血液pHの状況が尿pHに反映されているため、尿の異常に気づけば、それに伴う体内変化も予測できるのです。

酸塩基平衡は、動脈血ガスのpH、$PaCO_2$、HCO_3^-（重炭酸イオン）の3項目で評価でき、pH7.34以下であれば血液は酸性（アシデミア）、pHが7.46以上であれば血液はアルカリ性（アルカレミア）です。$PaCO_2$をみて呼吸性かどうか、HCO_3^-をみて代謝性かどうかを判断します。つまり、腎機能が障害されHCO_3^-が産生されなくなると代謝性アシドーシス、HCO_3^-が蓄積される場合は代謝性アルカローシスとなります。

炭酸-重炭酸緩衝系の平衡式　$H_2CO_3 \rightleftarrows H^+ + HCO_3^- \rightleftarrows CO_2 + H_2O$

肺はCO_2排出、腎臓はH^+排出、HCO_3^-産生をイメージし、尿の異常や電解質異常から予測すべき異常をアセスメントする必要があります。

▼酸塩基平衡の評価

pH	$PaCO_2$	HCO_3^-	
＜7.35	＞45	22-26	急性呼吸性アシドーシス
	35-45	<22	代謝性アシドーシス
7.35-7.45	＞45	>26	慢性呼吸性アシドーシス
	35-45	22-26	正常
	＜35	<22	代謝性アシドーシス
＞7.45	＜35	22-26	呼吸性アルカローシス
	35-45	>26	代謝性アルカローシス

▼動脈血ガスの評価

動脈血ガスの基準値	
pH	7.40±0.05
PaO_2	80～100mmHg
$PaCO_2$	40±5mmHg
HCO_3^-	24mEq/L

参考文献

●chapter1
岡田隆夫：生理学 ヒトの体はこんなにすごい，医学書院，2015.
橋本尚詞，鯉淵典之編集：人体の構造と機能①解剖生理学，メヂカルフレンド社，2017.
草間朋子・脊山洋右監修：からだの仕組みと働きを知る，東京化学同人，2016.
横山美樹：はじめてのフィジカルアセスメント第2版，メヂカルフレンド社，2019. p.17-18.
横山美樹，足立容子，片桐郁代：看護の現場ですぐに役立つフィジカルアセスメントのキホン，秀和システム，2018，p.18.

●chapter2
医療情報科学研究所：薬がみえるvol，Medic Media，2014.
坂井 建雄，岡田 隆夫：解剖生理学，医学書院，2018.
松村 譲兒：「なぜ?」からはじめる解剖生理学，ナツメ社，2017. p. 255p，図版viiip.
菱沼 典子：看護形態機能学：生活行動からみるからだ，日本看護協会出版会，2017.
高野 海哉，川岸 久太郎，草間 朋子，脊山 洋右：からだの仕組みと働きを知る，東京化学同人，2016.
井上智子，稲瀬直彦：症状別看護過程 第2版，医学書院，2014.
井上智子，窪田哲朗：疾患別看護過程 第3版，医学書院，2016.
横山美樹：はじめてのフィジカルアセスメント第2版：看護を学ぶすべてのひとが身につけたいフィジカルイグザミネーションの知識と技術，メヂカルフレンド社，2019，p.19.
山内豊明：フィジカルアセスメントガイドブック：目と手と耳でここまでわかる，医学書院，2011.
阿部幸恵（看護学），東恩納美樹，冷水育：症状別病態生理とフィジカルアセスメント，照林社，2015.
入江聰五郎，宮城征四郎：バイタルサインからの臨床診断：豊富な症例演習で、病態を見抜く力がつく!，羊土社，2017.
桑原美弥子，山内豊明：まるごとやりなおしのバイタルサイン：アセスメント力がつく！正常・異常がわかる!，メディカ出版，2016.
中村充浩：わかる！使える！バイタルサインフィジカルアセスメント，照林社，2019.
望月礼子，日経BP社：エマージェンシー臨床推論，日経BP社：日経BPマーケティング，2019.
守田美奈子，鈴木憲史：写真でわかる看護のためのフィジカルアセスメントアドバンス：生活者の視点から学ぶ身体診察法，インターメディカ，2016.
Silbernagl Stefan，Lang Florian，松尾理：カラー図解症状の基礎からわかる病態生理，メディカル・サイエンス・インターナショナル，2003.
聖マリアンナ医科大学病院，聖マリアンナ医科大学病院看護部：みるみる身につくバイタルサイン：アセスメント力アップ!，照林社，2014.
落合亮一：ゼロからわかるバイタルサインの見かた，成美堂出版，2014.
平孝臣，鈴木玲子：わかるバイタルサインA to Z，学研，2000.
池上敬一：看護学生・若手看護師のための急変させない患者観察テクニック 小さな変化を見逃さない！できる看護師のみかた・考え方，羊土社，2018.

●chapter3
横山美樹，足立容子，片桐郁代：看護の現場ですぐに役立つフィジカルアセスメントのキホン，秀和システム，2018，p.24-26.
横山美樹：はじめてのフィジカルアセスメント第2版，メヂカルフレンド社，2019，p.38-45.
蔵谷範子編集：看護学生のためのバイタルサイン第2版，メヂカルフレンド社，2015，p.27-30.

●chapter4
任和子，井川純子，秋山智弥：根拠と自己防止からみた基礎・臨床看護技術第2版，医学書院，2017，p.626-629.
田中裕二編集：nursingsmook根拠に基づくバイタルサイン，学研，2006，p.35-56.

横山美樹：看護の現場ですぐに役立つフィジカルアセスメントのキホン，秀和システム，2018，p.31-34.
日野原重明監修：看護学生必修シリーズ　バイタルサインの見方・読み方，照林社，2005.

●chapter5

増田敦子監修：解剖生理をおもしろく学ぶ，医学芸術社，2008，p.93-98.
横山美樹，足立容子，片桐郁代：看護の現場ですぐに役立つフィジカルアセスメントのキホン，秀和システム，2018，p.27-30.
横山美樹：はじめてのフィジカルアセスメント 第2版，メヂカルフレンド社，2019，p.23~30，p.90-102.
高橋和久編集：疾病のなりたちと回復の促進④疾病と治療1 呼吸器，メジカルフレンド社，2018，p.11-14.

●chapter7

医療情報科学研究所：薬がみえる，Medic Media，2014.
坂井建雄，岡田 隆夫：解剖生理学，医学書院，2018.
松村讓兒：「なぜ？」からはじめる解剖生理学，ナツメ社，2017．p.255p，図版viiip.
菱沼典子：看護形態機能学：生活行動からみるからだ，日本看護協会出版会，2017.
高野海哉，川岸久太郎，草間朋子，脊山洋右：からだの仕組みと働きを知る，東京化学同人，2016.
井上智子，稲瀬直彦：症状別看護過程 第2版，医学書院，2014.
井上智子，窪田哲朗：疾患別看護過程 第3版，医学書院，2016.
横山美樹：はじめてのフィジカルアセスメント：看護を学ぶすべてのひとが身につけたいフィジカルイグザミネーションの知識と技術，メヂカルフレンド社，2019，p.19.
山内豊明：フィジカルアセスメントガイドブック：目と手と耳でここまでわかる，医学書院，2011.
阿部幸恵（看護学），東恩納美樹，冷水育：症状別病態生理とフィジカルアセスメント，照林社，2015.
入江聰五郎，宮城征四郎：バイタルサインからの臨床診断：豊富な症例演習で、病態を見抜く力がつく!，羊土社，2017.
桑原美弥子，山内 豊明：まるごとやりなおしのバイタルサイン：アセスメント力がつく！正常・異常がわかる!，メディカ出版，2016.
中村充浩：わかる！使える！バイタルサインフィジカルアセスメント，照林社，2019.
望月礼子，日経BP社：エマージェンシー臨床推論，日経BP社　日経BPマーケティング（発売），2019
村上純子：臨床検査専門医が教える異常値の読み方が身につく本，じほう，2018.
守田美奈子，鈴木憲史：写真でわかる看護のためのフィジカルアセスメントアドバンス：生活者の視点から学ぶ身体診察法，インターメディカ，2016.
Silbernagl Stefan，Lang Florian，松尾 理：カラー図解症状の基礎からわかる病態生理，メディカル・サイエンス・インターナショナル，2003.
桑原美弥子，山内豊明：やりなおしのバイタルサイン：アセスメント力がつく！正常・異常がわかる!，メディカ出版，2010.
聖マリアンナ医科大学病院，聖マリアンナ医科大学病院看護部：みるみる身につくバイタルサイン：アセスメント力アップ!，照林社，2014.
落合亮一：ゼロからわかるバイタルサインの見かた，成美堂出版，2014.
平孝臣，鈴木 玲子：わかるバイタルサインA to Z，学研，2000.
池上敬一：看護学生・若手看護師のための急変させない患者観察テクニック：小さな変化を見逃さない！できる看護師のみかた・考え方，羊土社，2018.

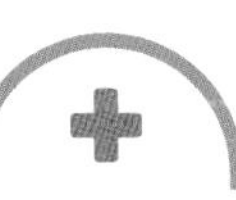

索引

● さ行

● た行

な行

は行

ま行

ら行

アルファベット

MEMO

【著者】
横山　美樹（よこやま　みき）

聖路加看護大学卒業、千葉大学大学院修士課程、国際医療福祉大学大学院博士後期課程修了。
聖路加看護大学看護部講師、国際医療福祉大学小田原保健医療学部、東京医療保健大学准教授を経て2011年から東京医療保健大学医療保健学部教授（基礎看護学領域を担当）。

西村　礼子（にしむら　れいこ）

名古屋大学 医学部保健学科看護学専攻 卒業、東京医科歯科大学大学院保健衛生学研究科　博士前期課程・博士後期課程　修了。看護学博士。
順天堂大学医学部附属順天堂医院　看護師、東京医科歯科大学大学院保健衛生学研究科　非常勤、東京医科大学医学部看護学科　助教を経て、2019年より東京医療保健大学医療保健学部看護学科　准教授（基礎看護学領域）。

太田　雄馬（おおた　ゆうま）

聖路加看護大学（現：聖路加国際大学）看護学科看護学部 卒業、埼玉県立大学 大学院保健医療福祉学研究科 看護学専修 博士前期課程 修了 看護学修士。
筑波大学附属病院　集中治療室　看護師、西部総合病院　一般外来・救急外来　看護師、埼玉県立大学保健医療福祉学部看護学科　非常勤を経て、2019年より東京医療保健大学医療保健学部看護学科　助手（基礎看護学領域）。

【キャラクター】大羽　りゑ
【本文図版】タナカ　ヒデノリ
【編集協力】エディトリアルハウス

看護の現場ですぐに役立つ
バイタルサインのキホン

発行日　2020年 3月12日　　第1版第1刷

著　者　横山美樹／西村礼子／太田雄馬

発行者　斉藤　和邦
発行所　株式会社　秀和システム
〒135-0016
東京都江東区東陽2-4-2　新宮ビル2F
Tel 03-6264-3105（販売）Fax 03-6264-3094
印刷所　三松堂印刷株式会社　　Printed in Japan

ISBN978-4-7980-5787-3 C3047